Inhaltsverzeichnis

W0073639

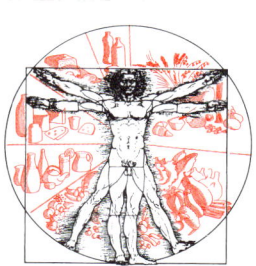

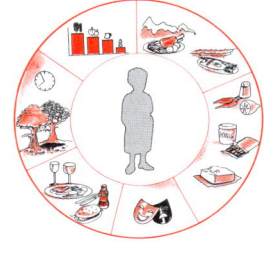

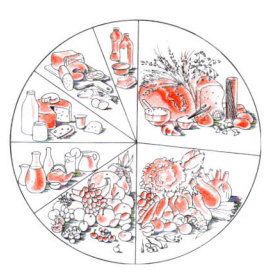

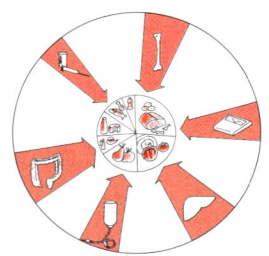

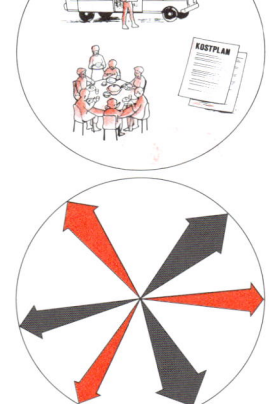

1 Essen und Trinken im Lebenszusammenhang

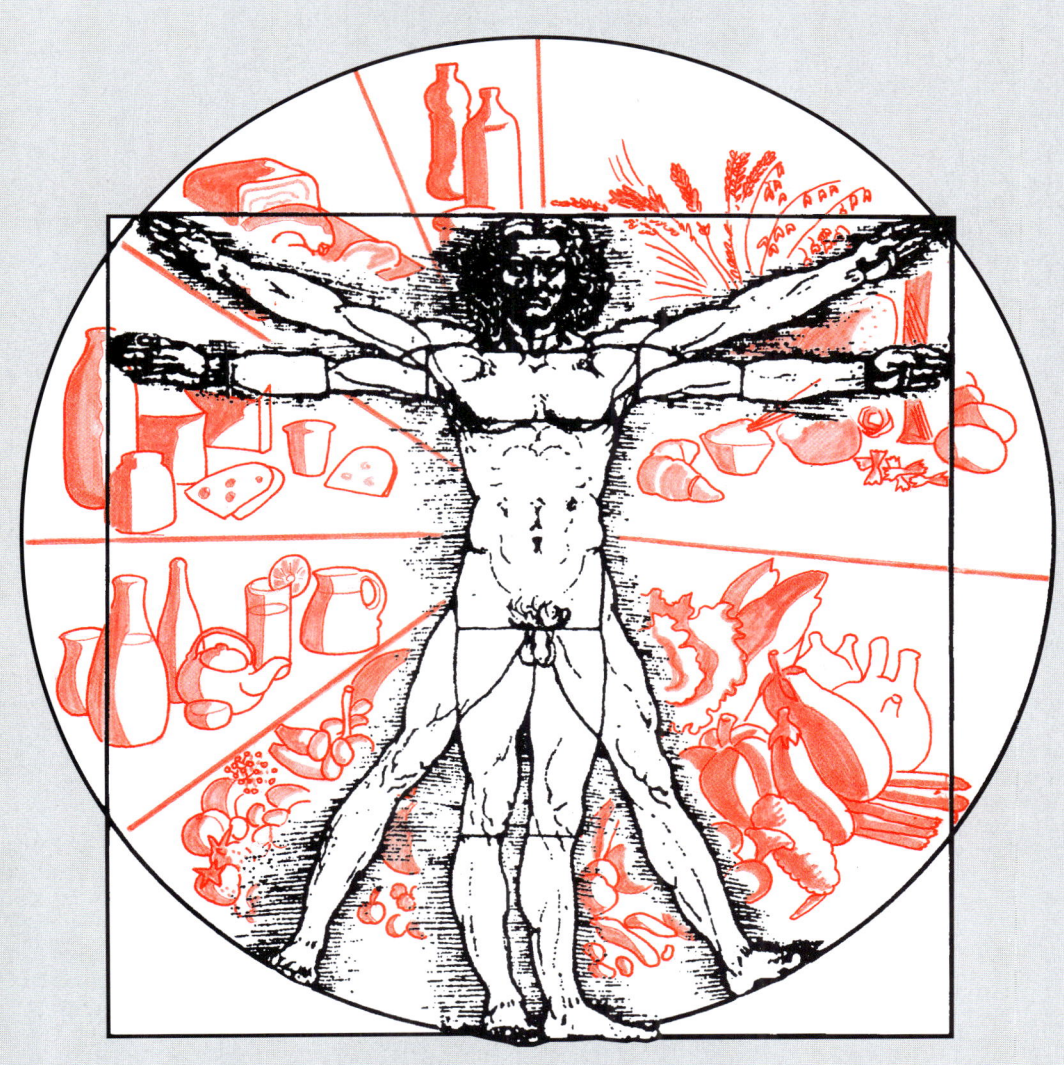

Bei Festessen, Feiern, Parties stehen die Freude am Essen und der Genuß im Vordergrund. Hunger und Sättigung spielen dabei eine untergeordnete Rolle. Wer kennt nicht die Situation, daß bei einem schönen Essen in gemütlicher Runde trotzdem weitergegessen wird, auch wenn man längst satt ist?

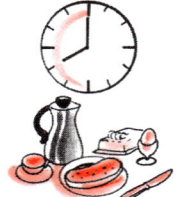

Besucher bringen vielfach Nahrungsgeschenke mit, z. B. Wein, Pralinen oder Präsentkörbe.

Märchen erzählen von der Bedeutung des gemeinsamen Essens und den Folgen des Ausschlusses vom Gastmahl. So verwünscht die nicht geladene Fee Dornröschen, und nur der Wunsch der zwölften Fee kann die Verwünschung mildern.

Die Tischordnung bei Staatsempfängen berücksichtigt peinlich genau die Wichtigkeit der einzelnen Personen. Mißstimmungen kommen auf, wenn jemand „falsch" plaziert wurde.

Essen und Trinken sind für den Menschen lebensnotwendig.

Die Ernährung sichert nicht nur das Überleben, sondern hat auch wesentlichen Einfluß auf körperliche Gesundheit, psychisches Wohlergehen, Lebensfreude und Lebensqualität.

Welche Nahrungsmittel ein Mensch auswählt, wie er diese zubereitet und verzehrt, welche Geschmacksvorlieben er hat, ist vor allem durch die jeweilige Gesellschaft und Kultur geprägt, in der ein Mensch aufgewachsen ist.

Essen und Trinken bestimmen nachhaltig unser gesamtes Leben

● Der Tagesablauf wird durch die Mahlzeiten Frühstück, Mittagessen, Kaffeetrinken, Abendessen gegliedert und bestimmt.

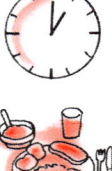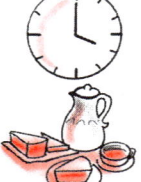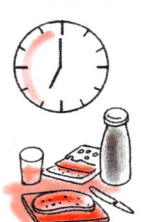

● Feste gehören zum Leben dazu. Eine Hochzeit, die Geburtstagsfeier, Familienfeste, offizielle Empfänge oder Arbeitsessen werden durch außergewöhnliche, nicht alltägliche Speisen mitgestaltet. Gerade durch die Festspeisen, deren aufwendige Zubereitung und die üppige Tischdekoration erhalten Feste ihren herausragenden Charakter.

● Gemeinsames Essen am Familientisch oder mit Freunden und Bekannten ist ein wichtiger Bestandteil des menschlichen Lebens. Es demonstriert und dokumentiert Nähe, Verbundenheit und Sympathie. In manchen Kulturen ist die Tischgemeinschaft das Zeichen von Dazugehörigkeit. Wer am gemeinsamen Mahl teilnimmt, ist kein Fremder mehr, sondern gehört zu der jeweiligen (Tisch)Gesellschaft.

● Durch Essen und Trinken wird auch die soziale Position symbolisiert, die ein Mensch in der Gesellschaft einnimmt. Verzehr von teuren Lebensmitteln und Delikatessen ist Ausdruck eines gehobenen Lebensstils. Genauso gelten bestimmte Lebensmittel als „Armenspeisen".

● Religionszugehörigkeit bestimmt durch Verzehrsgebote oder -verbote die Nahrungsmittelauswahl. So essen viele Katholiken freitags kein Fleisch, orthodoxe Christen halten Fastenzeiten ein. Juden essen nur koscheres Fleisch (nach bestimmten religiösen Vorschriften geschlachtete Tiere) und trennen Milchküche und Fleischküche, Moslems verzehren weder Schweinefleisch, noch nehmen sie Alkohol zu sich.

6

Stellenwert einer gesunden Ernährung im höheren Lebensalter

- Etwa ab dem 35. Lebensjahr benötigt der menschliche Körper **weniger Energie** als ein jüngerer Mensch. Der Bedarf an Eiweiß, Kohlenhydraten, ungesättigten Fettsäuren, Vitaminen, Mineral- und Spurenelementen bleibt jedoch fast unverändert.

- Die sorgfältige **Auswahl** der Lebensmittel ist wichtig, damit der Körper trotz des verringerten Energiebedarfes mit allen wichtigen Nährstoffen versorgt wird.

- Die meisten Bundesbürger essen **zu viel, zu fett, zu salzig, zu süß, zu eiweißreich** und trinken **zu viel Alkohol**. Viele ältere Menschen bilden da keine Ausnahme. Krankheiten sind häufig die Folge von jahrelanger Fehlernährung.

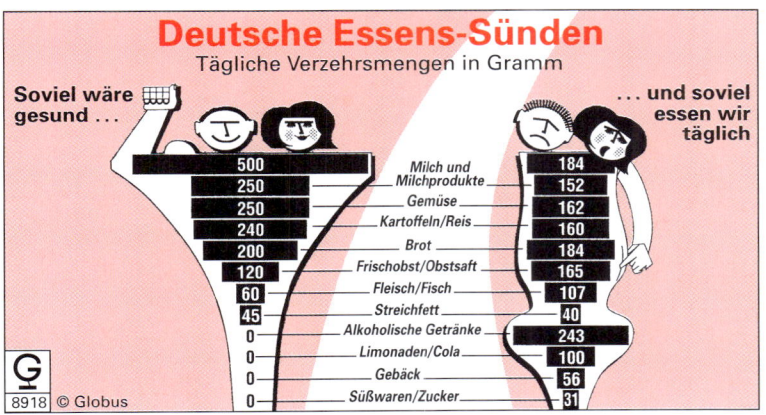

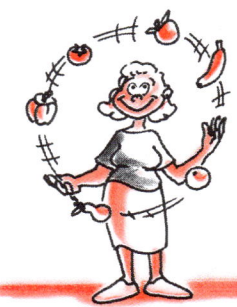

Folgende Empfehlungen gelten für die Ernährung im höheren Lebensalter:
- ballaststoffreiche Lebensmittel
- ausreichende Flüssigkeit
- magere Milch und Milchprodukte
- mageres Fleisch und fettarme Fleischprodukte
- ein- bis zweimal Seefisch pro Woche
- viel frisches Obst und Gemüse

Die im Laufe eines Lebens verzehrte Lebensmittelmenge ist beachtlich:
Sie entspricht dem Gesamtgewicht zweier großer vollgeladener Lastzüge.

- Eine Ernährungsumstellung kann in vielen Fällen den Verlauf der Krankheit günstig beeinflussen und in einigen Fällen auch die Heilungschancen erhöhen.

- Gesunde und gesunderhaltende Ernährung ist als Vorbeugung wichtig für ein gut funktionierendes Immunsystem, um außergewöhnlichen Belastungen besser standhalten zu können.
Erwiesenermaßen erholt sich ein gesund ernährter Mensch nach einer Operation schneller und besser.

Im Durchschnitt verzehrt ein Bundesbürger
pro Tag
1,8 kg   Lebensmittel
1,5 l   Flüssigkeit

pro Jahr
657 kg   Lebensmittel
547 l   Flüssigkeit

in 75 Jahren
50 Tonnen Lebensmittel
41 Tonnen Flüssigkeit

Zusammenfassend gilt:

➡ Gesunde Ernährung ist besonders im höheren Lebensalter wichtig.
➡ Die Lebensmittelauswahl muß dem veränderten Bedarf im höheren Lebensalter angepaßt werden.
➡ Individuelle Gewohnheiten **müssen** berücksichtigt werden, denn wenn Essen nicht schmeckt, wird es auch nicht gegessen, selbst wenn es gesund ist.

Zusammensetzung der Kost:
Der Energiebedarf soll zu 55 bis 60% aus Kohlenhydraten,
10 bis 15% aus Eiweiß,
20 bis 30% aus Fett
gedeckt werden.

2 Wichtige Einflußgrößen auf das Ernährungsverhalten

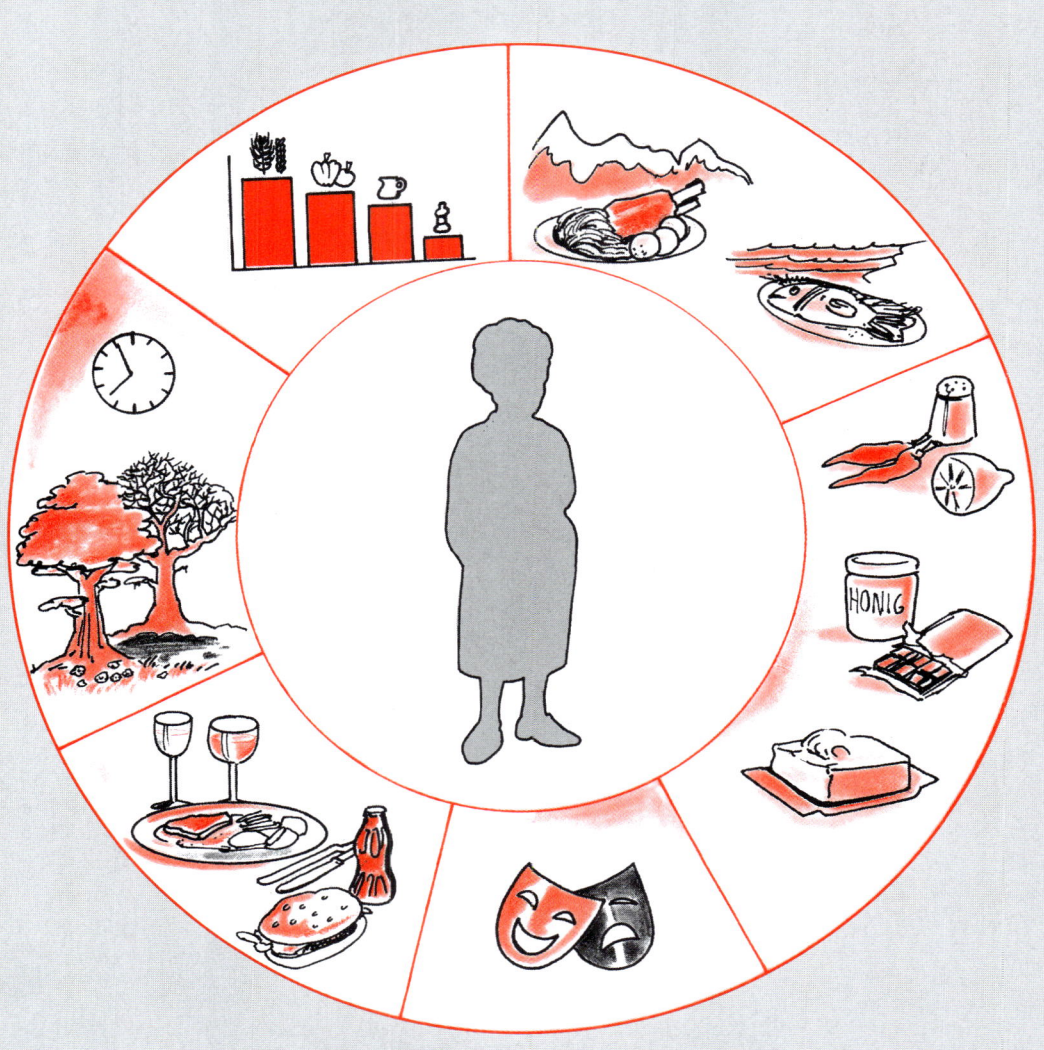

Warum müssen wir essen und trinken?
- zum Erhalt der Körperfunktion
- zum Auf-, Umbau und Ersatz von Körpersubstanz
- zum Fortbewegen (Bewegungsenergie)

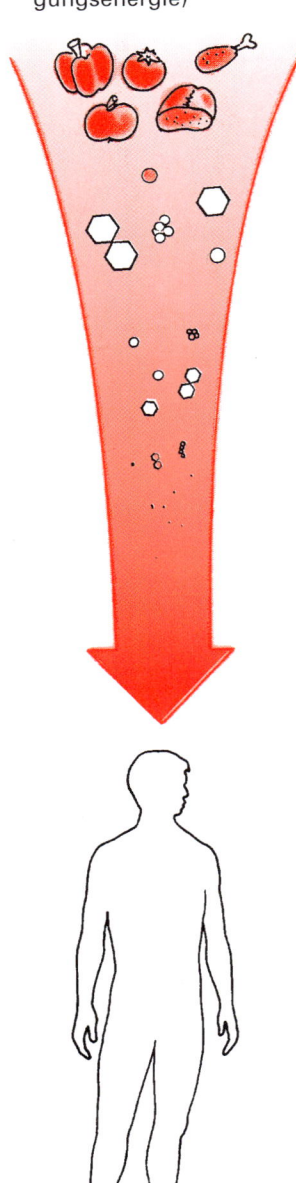

Essen und Trinken sind in vielschichtiger Weise in das Alltagsleben eingebettet. Damit wir verstehen, warum wir uns so ernähren, wie wir es tun, ist es hilfreich, die Einflußgrößen des Ernährungsverhaltens näher zu beleuchten. Erst wenn diese Einflußfaktoren bekannt sind, kann auch das Ernährungsverhalten im Sinne einer gesunden und gesunderhaltenden Ernährungsweise beeinflußt werden.

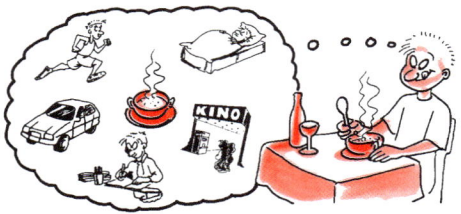

Warum essen wir so, wie wir essen?
Zur Verdeutlichung folgendes Beispiel:
Frau L. wurde in einer süddeutschen Großstadt geboren und wuchs dort auch auf. Nach ihrer Heirat zog Frau L. mit ihrem Mann vorübergehend aufs Land und später, als die Familie größer wurde, wieder in die Großstadt. Frau L. hat fünf Kinder, die mittlerweile alle erwachsen sind. Nach dem Tod ihres Mannes bezog Frau L. eine kleinere Wohnung in einem Vorort. Die Einkaufsbedingungen sind dort ungünstig, Frau L. muß weite Wege zurücklegen, um ihren Einkauf erledigen zu können.
Danach befragt, was für sie Essen und Trinken bedeutet und wie sie ihr Essen zubereitet, antwortet Frau L.:

Frau L.:

„Also, zuerst einmal muß ich ja essen und trinken, weil ich ohne Nahrung ja nicht leben kann. Außerdem esse ich gern, weil es mir schmeckt, das gebe ich offen zu. Ich bin alleine, und da bedeutet Essen für mich auch so etwas wie Trost und Ersatz, vor allem wenn ich müde oder traurig bin. Früher, als es noch die Familie zu versorgen galt, wir waren ja sieben Personen, die versorgt werden mußten, war es immer sehr viel Arbeit mit dem Kochen. Ich habe mir immer überlegt, wie kann ich etwas Gesundes, Schmackhaftes auf den Tisch bringen, ohne die Haushaltskasse überzustrapazieren, denn ich war ja nicht berufstätig ... Nach dem Krieg, da haben wir so viel gehungert, noch heute fällt es mir schwer, Lebensmittel wegzuwerfen, eher wärme ich mir das Essen nochmals auf ... Früher gab es ja nicht diese Küchengeräte, die die Frauen heute haben. Meine Kinder habe ich alle mit selbstgemachter Säuglingsnahrung großgezogen. Das war immer viel, viel Arbeit ... Gekocht habe ich eigentlich so, wie ich es bei meiner Mutter gelernt habe, allerdings habe ich nicht mehr das Gemüse gebunden oder Suppen als Vorspeise gemacht. Aber ich habe jeden Tag gekocht, und das Mittagessen war immer so eine Art „Informationsaustausch", weil da die ganze Familie, auch mein Mann, am Tisch versammelt war. Übrigens koche ich mir auch heute jeden Tag eine warme Mahlzeit, das finde ich wichtig. Manche Frauen in meinem Bekanntenkreis machen das aber nicht mehr ... Da wir beide, mein Mann und ich, Schwaben sind, haben wir immer gern Schwäbisches gegessen. Nirgendwo gibt es so gute Brezeln wie hier, und wenn ich zu meinen Kindern reise, die in Norddeutschland wohnen, dann bringe ich immer Brezeln und Spätzle mit ... "

Das jeweilige Ernährungsverhalten wird von folgenden Einfluß-faktoren geprägt:

1. biologischer Bedarf — Was und wieviel benötigen wir?

2. Herkunft, Erfahrungen, Wissen — Welche Lebensmittel essen wir, wie werden diese zubereitet?

3. verfügbares Einkommen — Wovon bezahlen wir die Le-bensmittel, was kosten sie?

4. Familien- und Haushalts-situation — Wieviel Personen sind zu ver-sorgen, welches Alter haben sie?

5. psychische Verfassung — Welche Gefühle werden mit Es-sen verbunden, welche beson-deren Lebensumstände gibt es?

6. Zeitkomponente — Wann werden Mahlzeiten ein-genommen, zu welcher Jahres-zeit, wie lange dauert die Zube-reitung, der Verzehr der Mahl-zeit?

Die Nahrungsaufnahme ist ein Grundbedürfnis des Menschen. So steht an erster Stelle der biologische Bedarf, denn ohne Nah-rung kann kein Mensch überleben. Essen und Trinken ist mit allen Lebensbereichen verknüpft. Je älter ein Mensch ist, desto stärker wird sein (Ernährungs-)Verhalten durch seine Erfah-rungen mitgeprägt. Individuelle Lebenssituation, Familien-stand und Haushaltssituation bestimmen Art und Umfang der Lebensmittelauswahl und Zubereitung. Auch die jeweilige Gefühlssituation und die Zeitkomponente wirken auf das indi-viduelle Ernährungsverhalten ein.

Graphisch läßt sich dieser Zusammenhang folgendermaßen darstellen:

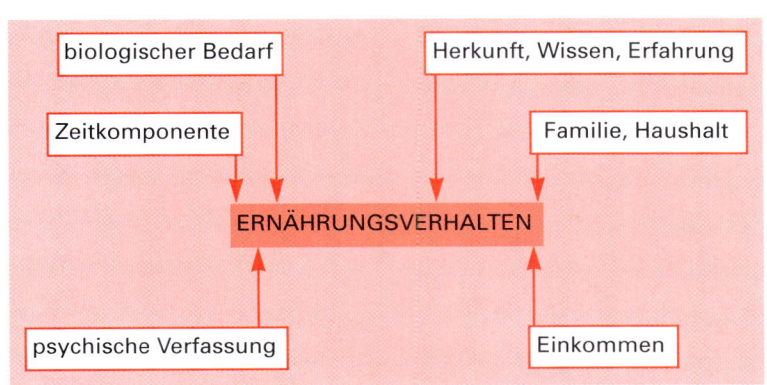

Die „W-Fragen" geben Auf-schluß über die verschiede-nen Einflußgrößen auf das jeweilige Ernährungsverhal-ten (wieviel, wann, was, wo, mit wem, mit welchen Ge-fühlen gegessen wird).

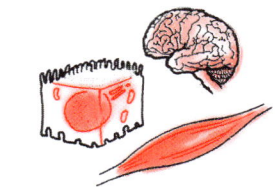

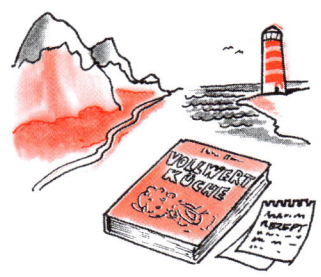

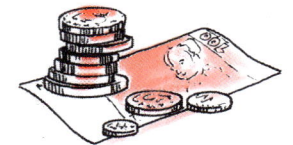

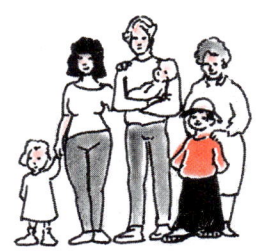

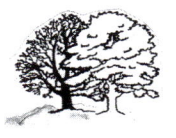

Ein gesunder Mensch kann überleben:
ca. 50 Tage ohne Nahrung
ca. drei bis vier Tage ohne Flüssigkeitszufuhr
ca. fünf Minuten ohne Sauerstoffzufuhr

2.1 Der biologische Bedarf

Kein Mensch kann auf Dauer ohne Nahrung existieren. Es besteht ein biologischer Zwang für eine regelmäßige und ausreichende Zufuhr aller lebensnotwendigen Nährstoffe. Die erforderliche Menge an täglich zugeführten Nahrungsmitteln regelt der Körper über Hunger, Durst und Sättigungsgefühl.

Hunger- und Sättigungsgefühl

Die Sättigungswirkung eines Lebensmittels hängt ab von
• Kaudauer (Speichelabsonderung trägt zur Magenfüllung bei),
• Menge des Verzehrten,
• Fettanteil
(fettreiche Nahrung verweilt länger im Magen),
• Ballaststoffanteil.

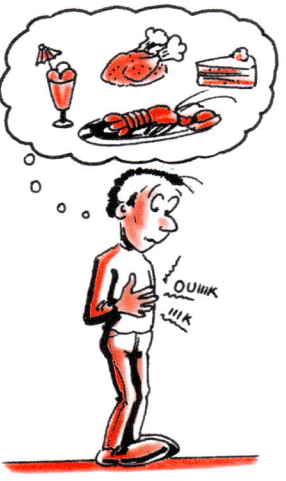

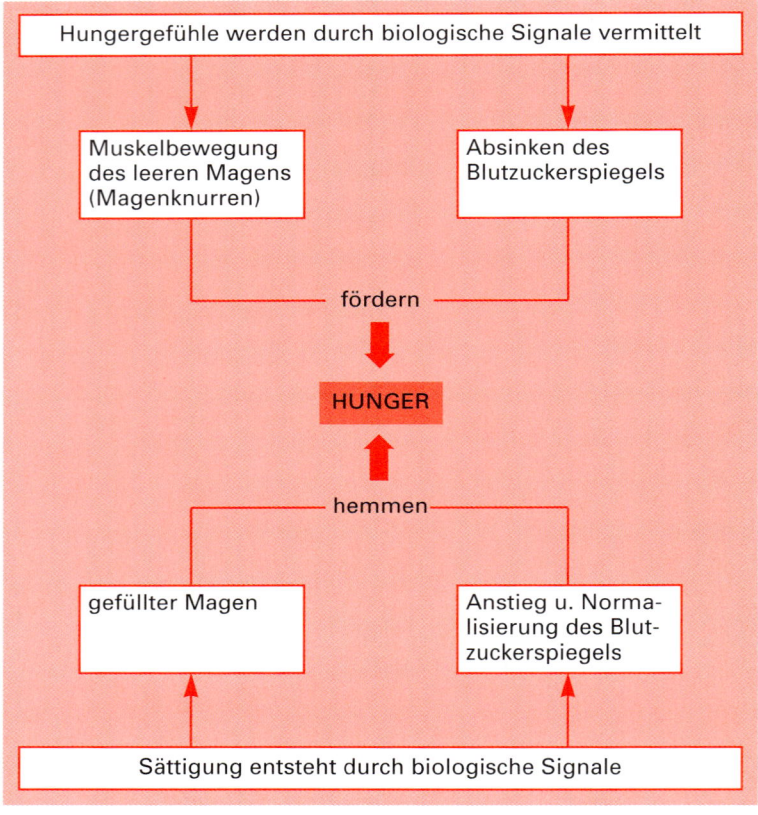

Unser Körper signalisiert uns genau, was und wieviel er braucht. Wir müssen lernen, wieder darauf zu hören. Kleine Kinder haben ein natürliches Hunger- und Sättigungsgefühl. Sie merken ganz genau, wann sie satt sind und wann sie Hunger haben. Dies wird aber gestört durch
• Erziehung (Teller leer essen, „damit es morgen schönes Wetter gibt"),
• Essen als Liebesersatz,
• Essen zur Beruhigung (Kindertee nuckeln).

Häufig werden Hunger- und Sättigungsgefühl nicht richtig wahrgenommen. Sie werden durch äußere Reize unterdrückt. Wir verspüren Appetit (keinen Hunger!) auf bestimmte Speisen, uns vergeht der Appetit, oder „etwas schlägt auf den Magen". Durch Aufregung, Streß, Kummer oder Angst kann entweder die Nahrungsaufnahme erhöht oder vermindert werden (psycho-soziale Faktoren).
Hunger- und Sättigungsgefühle sind jedoch wichtige körperliche Signale, sie geben eine wichtige „Rückmeldung".

Durstgefühl

Der Flüssigkeitsbedarf eines Menschen wird von körpereigenen Regulationsmechanismen gesteuert. Schon ein Flüssigkeitsverlust von 0,5 % des Körpergewichts löst Durstgefühle aus. Dies entspricht beispielsweise bei einer 50 kg schweren Frau einer Menge von 250 ml Wasser (z. B. eine Tasse Tee).

Aufgaben des Wassers im Körper:
- Lösungsmittel
- Transportmittel
- Zellbaustein
- Wärmeregulator (Schwitzen)

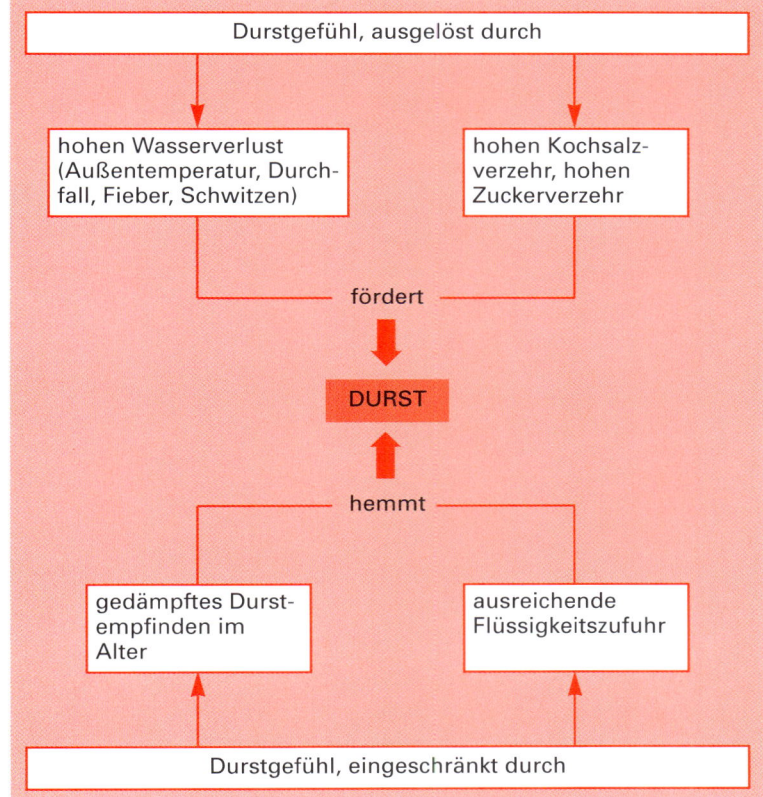

Durstgefühl, ausgelöst durch	
hohen Wasserverlust (Außentemperatur, Durchfall, Fieber, Schwitzen)	hohen Kochsalzverzehr, hohen Zuckerverzehr

fördert

DURST

hemmt

gedämpftes Durstempfinden im Alter	ausreichende Flüssigkeitszufuhr
Durstgefühl, eingeschränkt durch	

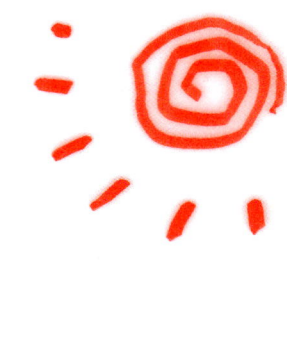

Bei älteren Menschen besteht durch mangelndes Durstgefühl die Gefahr der Austrocknung. Deshalb: grundsätzlich zusätzlich zur Nahrung mindestens ein bis zwei Liter Flüssigkeit trinken.

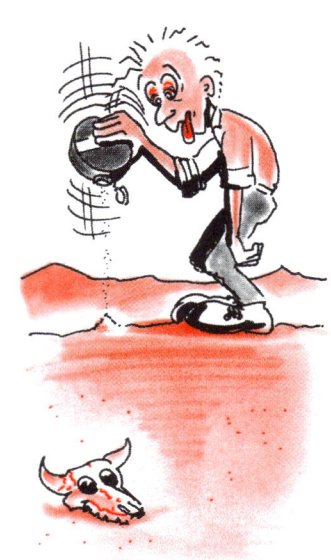

Der Körper eines älteren Menschen besteht zu ca. 50 bis 60 % (der vom jüngeren Menschen zu ca. 70 bis 80 %) aus Wasser. Ein Flüssigkeitsverlust von mehr als 10 % des Körpergewichts ist lebensbedrohlich.
Ohne Wasserzufuhr würde ein Mensch nach drei bis vier Tagen verdursten.

Alles eine Frage der Blickrichtung: Die meisten Europäer können sich nicht vorstellen, Insektenlarven, Maden, gebratene Termiten oder Hundefleisch zu essen. Es gibt aber Menschen in anderen Kulturkreisen, bei denen diese Speisen als besondere Delikatessen gelten. Andererseits hegen viele asiatische Völker eine ausgesprochene Abneigung gegen Käse. Für sie gilt Käse als verdorbene, vergorene oder schimmelige Milch.

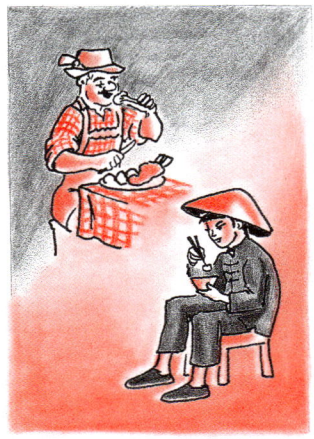

Haben Sie folgende Situation schon einmal erlebt? Sie waren längere Zeit im Urlaub. Noch während der Rückreise freuen Sie sich wieder auf Gerichte, die Sie lange vermißt haben. Welche Speisen sind das bei Ihnen?

Beispiele für Regionalgerichte:
(Wissen Sie, was das ist? Nennen Sie eigene Regionalgerichte.)

- Grünkohl mit Pinkel
- Wetzstein
- Riwekuche
- Labskaus
- Bubenspitzle
- Himmel und Erde
- Ofenschlupfer

2.2 Biographie und Ernährungsweise

Welche Nahrungsmittel ein Mensch bevorzugt ißt, wird maßgeblich durch die Gesellschaft und den Kulturkreis geprägt, in der die Person aufgewachsen ist.

Was bei den einen als Nahrungsmittel gegessen wird, gilt bei den anderen als ungenießbar oder ruft Ekel und Widerwillen hervor. Jeder Mensch hat ganz bestimmte Vorlieben und Abneigungen für oder gegen bestimmte Speisen. Diese sind aber größtenteils erlernt. Schon in der frühen Kindheit lernen wir typische Familiengerichte, Regionalgerichte oder Landschaftsgerichte kennen.

An welchem Ort und in welcher Familie wir aufwachsen, hat Auswirkungen auf die jeweilige Geschmacksbildung.

Frau M. verbrachte ihre Kindheit in Bayern. Nach ihrer Heirat zog sie mit ihrem Mann in die Nähe von Frankfurt am Main.

Frau M.:

„Aufgewachsen bin ich in Bayern. Bei uns zu Hause gab es viele Mehlspeisen, z. B. Knödel. Nach meiner Verheiratung zog ich mit meinem Mann in die Frankfurter Gegend. Mein Mann stammt aus dem Hessischen. Bei denen gab es viel Kartoffeln, und ich mag doch so gerne Knödel und Nudeln. Niemand kann so gute Knödel machen wie meine Mutter. Ich könnte jeden Tag Knödel essen. Aber leider mag mein Mann keine Knödel, er meint immer, das ist nichts Handfestes. Immer wenn ich kann oder mein Mann nicht da ist, eß ich Knödel oder Nudeln statt Kartoffeln."

Von Kindheit an lernen wir eine Vielzahl von Gerichten kennen. Daß es zu Hause am besten schmeckt, hängt mit der Vertrautheit und stets wiederkehrenden Gerichten zusammen. In der Fachsprache nennt man dies **Geschmackskonservatismus.**

Geschmackskonservatismus bedeutet:
Die in der Kindheit erlernten und bekannten Geschmacksrichtungen von (regional) typischen Speisen und ähnlich schmeckende und riechende Gerichte werden ein Leben lang bevorzugt verzehrt. Im Volksmund heißt dies: „Was der Bauer nicht kennt, das ißt er nicht."

Herr B. hat als Kind versehentlich eine Flasche Apfelsaft mit einer Flasche Obstessig verwechselt und einen kräftigen Schluck davon getrunken. Obwohl er die Flüssigkeit sofort ausspuckte, hat er durch diesen unerwarteten, ätzenden und stechenden Geschmack bis heute eine Abneigung gegen alle Gerichte mit Essiggeruch (z. B. Salate mit Essig-Öl-Soße).

Die jeweilige Nahrung hat für den Menschen auch symbolischen Charakter. So vermitteln bestimmte Lebensmittel ein Zugehörigkeitsgefühl (z. B. regionale Landschaftskost wie Weißwurst, Königsberger Klopse, Himmel und Erde) und vermitteln dadurch Identität und Vertrautheit. Mit bestimmten Nahrungsmitteln werden besondere Ereignisse und Erinnerungen verknüpft. Mit den jeweiligen Speisen werden diese wieder lebendig, können so nacherlebt werden.

Frau T.:

> *„Aufgewachsen bin ich auf einem Bauernhof. Mein Vater war ein Flachsbauer, und so wurde bei uns alles mit Leinöl gekocht und gebraten. Das Leinöl wurde in der Mühle gepreßt und hatte so einen ganz bestimmten, leicht nussigen Geschmack wie von gerösteten Nüssen. Und oft machte die Mutter Pfannkuchen oder Fladenbrot in der Pfanne. Da kam dann das Leinöl drauf, das schmeckte so gut. Oder es gab Pellkartoffeln mit Quark und Leinöl. Neulich fand ich im Reformhaus eine Leinölmarke, die so ähnlich schmeckte wie bei uns daheim. Das war ein richtiges Fest. Immer wenn ich heute Kartoffeln mit Quark und Leinöl esse, erinnere ich mich an die schöne, alte Bauernküche bei uns daheim …"*

Wissen und Erfahrung

Menschen haben im Gegensatz zu Tieren keine ausgeprägten Instinkte. Somit sind Menschen bei der Lebensmittelauswahl auf ihre **Erfahrungen,** auf ihr **Wissen** angewiesen, dies beeinflußt ihr Verhalten (… „ich habe mir an der heißen Herdplatte die Finger verbrannt, also werde ich keine heiße Herdplatte mehr anfassen …").
Ernährungsverhalten wird durch Wissen und Erfahrung mitgesteuert. Allerdings wird der Einfluß des Wissens auf das Ernährungsverhalten häufig überschätzt.
Jeder kennt die Erfahrung, etwas „wider besseres Wissen" gegessen zu haben, auch wenn es nicht gesund ist.

Die folgenden Verhaltensweisen werden als **„kognitive Dissonanz"** bezeichnet:

- wenn wir etwas „wider besseres Wissen" tun,
- das vorhandene Wissen „verdrängen" oder ausblenden,
- das vorhandene Wissen verharmlosen, „ist doch nicht so schlimm, einmal schadet nicht",
- andere Gründe „vorschieben".

Wissen über eine gesunde Ernährungsweise **muß vom betreffenden Menschen umgesetzt** werden. Dies bedeutet häufig, daß bestehende Ernährungsgewohnheiten **bewußt** und langfristig verändert werden müssen.

In Deutschland zählen Brot und Kartoffeln zu den Grundnahrungsmitteln. In anderen Teilen der Welt sind z. B. Reis, Mais, Kochbananen oder Yams (stärkehaltige Knolle) Grundnahrungsmittel.

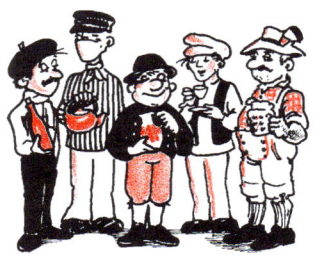

Ein Kind macht die Erfahrung, daß etwas gut schmeckt und bekömmlich ist. Diese Nahrung wird es bevorzugt essen. Es entwickeln sich Ernährungsgewohnheiten, die die jeweilige Nahrungsaufnahme stark beeinflussen.

Auch wenn ich weiß, daß bestimmte Nahrungsmittel für mich nicht so gesund sind, sind die Gewohnheiten häufig stärker als das Wissen darüber. Wissen allein bringt also noch keine Verhaltensänderung. So kann ich „wissen", daß es für mich besser ist, mehr Rohkostsalate zu essen, fünf kleine Mahlzeiten statt drei großer, Vollkornbrot statt Weißbrot, länger zu kauen und vieles mehr, aber ich verhalte mich nicht danach.

Kognitive Dissonanz bezeichnet eine Situation, wenn Wissen und Handeln nicht übereinstimmen (kognitiv = vom Verstand her, Dissonanz = Auseinanderfallen).

Dies ist auch ein Grund, daß immer wieder vermeintlich „neue" Diäten entwickelt worden sind, die allerdings meist nur kurzfristige Erfolge bringen.

So lag beispielsweise der prozentuale Anteil der Lebensmittelausgaben 1998 bei Angestellten und Arbeitern bei 20 % (West) und 22,4 % (Ost).

Nahrungsmittelausgaben von Zweipersonenhaushalten bei Rentnern mit geringem Einkommen. Ausgaben je Monat

West:

Einkommen Privater	1474,07 €
Verbrauch Lebensmittelausgaben	1159,37 €
in % der Ausgaben	300,60 €
(priv. Verbrauch)	25,9 %

Ost:

Einkommen Privater	1596,88 €
Verbrauch Lebensmittelausgaben	1368,28 €
in % der Ausgaben	292,68 €
(priv. Verbrauch)	21,4 %

Quelle:
Statistisches Bundesamt, Fachserie 15 Wirtschaftsrechnungen Serie 1, 1998

2.3 Ernährung und Einkommenssituation

Die Einkommenssituation eines Menschen hat unmittelbare Auswirkungen auf seine jeweilige Ernährungssituation. Nahrungsmittel kosten Geld. Je mehr Geld insgesamt zur Verfügung steht, desto mehr kann auch für Lebensmittel ausgegeben werden. Umgekehrt gilt, je weniger Geld zur Verfügung steht, desto weniger kann für Lebensmittel ausgegeben werden.

Der prozentuale Anteil der Lebensmittelausgaben am Gesamteinkommen wird häufig als Maßstab für Armut verwendet. Je höher der prozentuale Anteil der Ausgaben für Lebensmittel ist, um so größer ist die Wahrscheinlichkeit einer Armut.

Armut im Alter ist häufig gepaart mit einer unzureichenden Versorgung an qualitativ hochwertigen Lebensmitteln, da bei finanziellen Engpässen oft zuerst bei den Lebensmittelausgaben gespart wird. Ältere Frauen sind von Armut mehr betroffen als Männer, da sie oftmals nicht berufstätig waren und daher geringere Renten beziehen. Waren Frauen erwerbstätig, dann häufig in Beschäftigungsgruppen mit einem geringen Lohnniveau, so daß dann trotz Berufstätigkeit die Rente meist niedrig ist.

Ältere Menschen nehmen oft ihnen zustehende staatliche Unterstützung nicht in Anspruch, weil sie sich schämen, daß ihre Kinder für sie aufkommen müssen oder weil sie ihre Rechte nicht kennen.

Die amtliche Statistik weist bei Rentnerhaushalten mit zwei Personen ein allgemein niedrigeres Einkommen und prozentual höhere Lebensmittelausgaben aus gegenüber anderen Haushalten.

Frau O. hat ihr ganzes Leben lang hart gearbeitet. Sie ist ledig und lebt in einer Großstadt.

Frau O.:

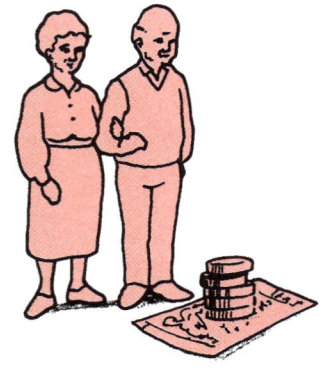

„Seit meinem 14. Lebensjahr arbeitete ich als Näherin in einer Textilfabrik. Mit 60 bin ich in die Rente. Monatlich bekomme ich 700 Euro Rente. Davon muß ich aber alles bezahlen. Es geht so, aber große Sprünge kann ich mir nicht erlauben. Meine Wohnung ist recht teuer, und so spare ich eben, wo ich kann. So habe ich monatlich nicht mehr als 100 Euro für Lebensmittel zur Verfügung. Manchmal, je nachdem was ansteht, ist es sogar noch weniger. Aber ich denke immer, ich habe so viel gehungert in meinem Leben und einen Krieg überlebt, dann schaff ich es auch, mal nur mit 70 Euro oder 80 Euro monatlich mein Essen zu kaufen. Essen gehen oder Freunde zum Essen einladen kann ich mir eigentlich nicht leisten, und wenn ich schon mal ausgehe, lasse ich mich ungern einladen, schließlich habe ich auch meinen Stolz."

Armut und qualitative Unterversorgung sind nicht immer auf den ersten Blick sichtbar. Die Betroffenen bemühen sich, ihre Notlage vor anderen Menschen zu verstecken.

Auswirkungen auf die Ernährungsweise

Die Auswahl der Lebensmittel:
Die Lebensmittelauswahl richtet sich vor allem nach den finanziellen Gegebenheiten. Geschmackliche Vorlieben, gesundheitliche Kriterien stehen nicht im Vordergrund.

Die küchentechnische Ausstattung:
Sind Gefriergeräte oder kühle Vorratskammern nicht vorhanden, können Sonderangebote nicht genutzt, größere Mengen nicht gekauft werden.

Die Einkaufsmöglichkeiten:
Vielfach steht kein eigenes Auto zur Verfügung, so daß nur in nahe gelegenen Geschäften eingekauft werden kann, ohne auf günstigere Einkaufsquellen wie Einkaufsmärkte „auf der grünen Wiese" zurückgreifen zu können.

Die Folgen von Armut auf die Ernährungssituation sind unterschiedlich und hängen auch von der Dauer der Armut ab.

Langfristige Folgen

● Es kann eine Unterversorgung an Vitaminen A, C, D, Eisen und ungesättigten Fettsäuren auftreten durch eingeschränkten Verzehr von frischem Obst, Gemüse und Fisch.

● Langfristig müssen bestimmte Ernährungsgewohnheiten aufgegeben werden, die sich finanziell nicht mehr verwirklichen lassen.

● Häufig ist eine kalorische Überversorgung zu beobachten, die sich dadurch ergibt, daß mehr zucker- und fetthaltige Lebensmittel verzehrt werden (Mangel an qualitativ hochwertigen Lebensmitteln, Überfluß an Kilojoule, Fetten, Süßigkeiten).

● Es kann zur sozialen Isolation kommen, da Restaurantbesuche, gemeinsames Essen mit Freunden und Bekannten meist aufgrund der finanziellen Beschränkung nicht oder nur eingeschränkt möglich sind.

Tips und Ernährungstricks

➡ versuchen, die finanzielle Situation zu verbessern, Möglichkeit durch andere Hilfen (staatlich, kirchlich …) abklären

➡ Hinweis auf sparsame Kochpraxis (Dampfkochtopf, Kochkiste)

➡ wenn Vorratsmöglichkeit gegeben, Sonderangebote, Großgebinde nutzen

➡ Saisonangebote nutzen

➡ Haushaltsbuch führen, damit Ausgaben überschaubar bleiben

Den meisten Menschen ist ihre Armut peinlich (obwohl sie häufig nichts dafür können). Sie versuchen, diese Situation selbst vor nahen Angehörigen zu verheimlichen. Es bedarf daher einer sehr einfühlsamen und vertrauensvollen Gesprächsatmosphäre, um mögliche Lösungsstrategien zu finden.

Bei finanziellen Engpässen wird zuerst am Essen gespart. Häufig werden anstelle von teuren Produkten, wie
• magerem Fleisch,
• frischem Obst und Gemüse,
• hochwertigem Öl,
• ballaststoffreichen, kohlenhydratreichen Lebensmitteln, kostengünstigere, aber häufig qualitativ schlechtere Lebensmittel gewählt, wie
• fettreiches Fleisch und fetthaltige Fleischprodukte (billiger),
• Konserven,
• minderwertiges Öl oder auch
• zuckerhaltige, ballaststoffarme Lebensmittel.

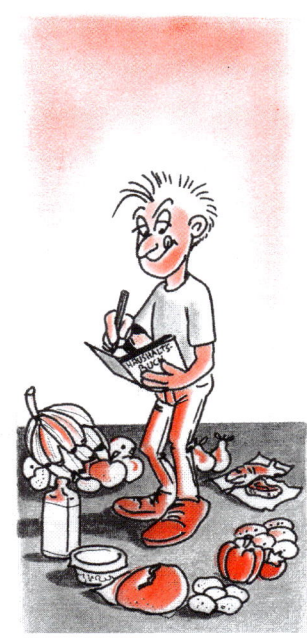

In Sanitäts- und Haushalts-
geschäften gibt es eine ganze
Reihe von technischen Hilfen,
die die tägliche Nahrungszubereitung erleichtern:
• spezielle Dosen- und Fla-
  schenöffner
• Greifzangen
• rutschfeste Tellerunterla-
  gen

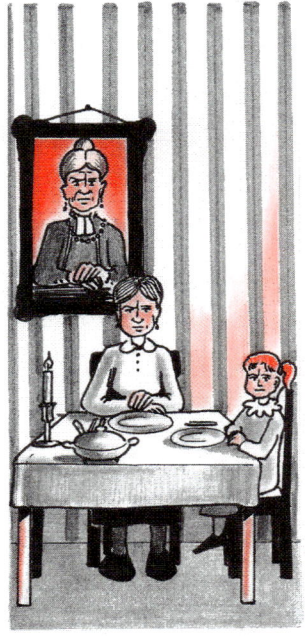

Geschäfte mit der Angst:
Die Angst von älteren Menschen vor Gesundheitsein-
bußen wird bewußt ausge-
nutzt.
Zu überhöhten Preisen werden Produkte mit fraglichem
Nutzen verkauft, so z. B. Salben, Tinkturen, Pülverchen,
Cremes, Oberbetten gegen
Erdstrahlung, Anti-Rheuma-
matratzen.
Stärkungsmittel schaden
meist nicht, bringen aber
auch kaum Nutzen.

2.4 Ernährungsweise, Familienstand und Haushaltssituation

Familienstand
Der überwiegende Anteil älterer Menschen lebt in Privathaus-
halten. Die **Zahl der Personen,** die in einem Haushalt leben,
nimmt mit zunehmendem Alter ab. Kinder verlassen das El-
ternhaus, Ehepartner sterben, entsprechend nimmt der **Anteil
der Einpersonenhaushalte** zu. Mehr Frauen als Männer leben
allein, etwa drei- bis viermal mehr Frauen sind verwitwet. Etwa
die Hälfte der älteren Menschen nehmen in Abständen eine
Haushaltshilfe in Anspruch. Die Hauptarbeit im Haushalt wird
jedoch nach wie vor **traditionell von Frauen** bewältigt. Sie sind
es, die den Einkauf und das Kochen übernehmen, somit für die
Ernährung der Haushaltsmitglieder verantwortlich sind. Deshalb sind alleinlebende oder verwitwete Männer häufiger von
einer Unterversorgung betroffen als Frauen, da Männer traditionell über geringere Kochkenntnisse verfügen als Frauen.

Die **jeweilige Familiensituation** nimmt in mehrfacher Weise ent-
scheidenden Einfluß auf ein entsprechendes Ernährungsverhalten:
● Je nach Herkunftsfamilie werden bestimmte Umgangsweisen
  mit dem Essen erlernt (sparsames Essen oder üppige Mahlzeiten).
● Die Erziehung am Tisch prägt ein Leben lang den Umgang mit
  Essen und Trinken.
● Vielfach wurde das Kochen bei der eigenen Mutter erlernt,
  und Kochkenntnisse wurden an die nächste Generation ver-
  mittelt (Familiengerichte, Familientradition).
● Kochen wurde als typisch weibliches Aufgabenfeld verstan-
  den, die meisten Frauen üben diese Aufgabe bis heute aus,
  Männer bereiten in der Regel keine Mahlzeiten zu und haben
  wenige oder keine Kocherfahrungen.

Von besonderer Bedeutung ist die **Erziehung**, die bis in das hohe
Alter den Umgang mit der Nahrung prägt:
Frau V. hatte strenge Eltern, wie sie selbst sagt. Die Eltern leg-
ten großen Wert auf ein gutes Benehmen und Pünktlichkeit am
Tisch.

Frau V.:

*„Das gab es nicht wie heute, diese Verschwendung am Tisch. Wir mußten im-
mer den Teller leer essen. Und wenn ich nicht alles aufessen wollte oder konnte,
dann bekam ich es abends nochmals aufgewärmt wieder. Meine Eltern legten
großen Wert auf anständiges Benehmen am Tisch. Manchmal ärgerten mich
meine großen Brüder, dann mußten die oder auch mal ich alleine essen …
Meine Mutter deckte den Tisch immer sehr schön. Tischdecken und Servietten, das war einfach ein Muß. Das halte ich auch heute noch so, auch wenn
ich alleine esse. Ich kann übrigens noch heute keine Reste auf dem Teller lassen, das habe ich wohl einfach so gelernt.“*

Von Kindheit an werden wir an bestimmte Essenszeiten gewöhnt, lernen die Regeln kennen, die uns zeigen, wie wir mit Nahrungsmitteln umzugehen haben. Wir essen nicht mit den Händen oder mit Stäbchen, sondern mit Messer, Gabel und Löffel. Eltern bringen ihren Kindern bei, sich am Tisch „richtig" zu benehmen. Für jeden Menschen ist es in unserer Gesellschaft selbstverständlich, von seinem eigenen Teller zu essen und das eigene Besteck zu benutzen.

Es war aber nicht immer so, daß jeder sein individuelles Eßgeschirr hatte. Ein kleiner Blick in die Vergangenheit zeigt, wie sehr sich die Tischmanieren und damit das Ernährungsverhalten geändert haben:

Noch im vorigen Jahrhundert und bis zu Beginn dieses Jahrhunderts war es in vielen Gegenden in Deutschland üblich, daß alle Familienmitglieder aus einer gemeinsamen Schüssel aßen. Das Essen von eigenen Tellern war Zeichen eines gewissen Wohlstandes und der Schichtzugehörigkeit (zum Bürgertum). Auch die Manieren bei Tisch haben sich im Laufe der Zeit verändert. Im Mittelalter entstanden Verhaltensregeln, die für uns heute selbstverständlich sind. Wie mag es wohl ausgesehen haben, bevor solche Regeln aufgestellt wurden? So heißt es in einer mittelalterlichen Tischzucht:

> „Wenn du zu einer Herrentafel kommst, so sollen deine Hände rein, die Nägel abgeschnitten sein. Du sollst dies aber nicht vor den Leuten tun, sondern wenn du allein bist. – Wenn du trinkst, so hebe den Becher nicht mit beiden Händen vom Tisch. Du sollst nicht trinken wie ein Fuhrmann, wenn er einen Wagen schmiert, nicht in den Becher husten, nicht mit Geräusch trinken wie ein Ochse, nicht gurgeln wie ein Pferd, nicht die Nase in den Becher hängen wie ein Schwein. – Du sollst den Knochen nicht abnagen wie ein Hund noch aussaugen. – Den Gürtel löse, ehe du zur Tafel gehst, nicht während der Tafel. – Die Butter streiche nicht mit dem Daumen aufs Brot. – Kratze dich nicht am Kopf oder der Brust während du issest, sonst halten dich die andern für verlaust. Putz deine Nase nicht mit der Hand, mit der du in die Schüssel greifst. Putz deine Nase nicht in das Tischtuch …"
> (Hauschild, R. Das Buch vom Kochen und Essen, Stuttgart 1975, S. 51f.)

Die Umgebung, in der gegessen wird (Küche, Eßzimmer, am Lieblingsplatz), die Tischgestaltung, das aufgelegte Geschirr und Porzellan sind wichtige Bestandteile der individuellen Gestaltung einer Mahlzeit.
Herkunft, Tradition und Wertvorstellungen kommen darin zum Ausdruck.
Diese gilt es, als wichtige persönliche Ausdrucksweise zu respektieren und zu achten.

Was ist „Tischkultur"?

- statt eines Wachstischtuches ein Stofftischtuch
- Servietten – möglichst aus Stoff
- frische Blumen auf dem Tisch
- Brot, Mayonnaise, Butter oder Marmelade nicht in der Verpackung, sondern in Gefäßen aus Glas oder Porzellan auf den Tisch stellen
- keine Töpfe, Pfannen auf den Tisch, sondern Schüsseln, Platten, Servierschalen verwenden
- angemessenes Besteck und Porzellan
- fester Eßplatz
- ruhige, freundliche Atmosphäre ohne Lärm und Hektik

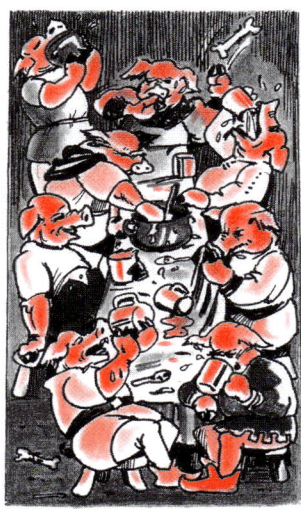

Jede Generation hat bestimmte Wertvorstellungen. So lehnen viele ältere Menschen „Essen auf der Straße" oder Essen „zwischendurch" ab.
Feste Essenszeiten und -rituale bieten Halt und strukturieren den Tagesablauf.

Wenn die Seele leidet, leidet der ganze Mensch.

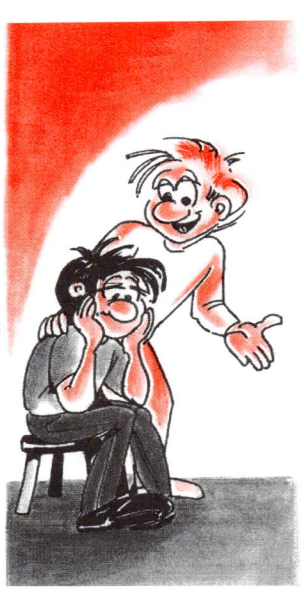

Trauer kann buchstäblich den Appetit verschlagen. Kummer kann zu „Kummerspeck" führen. Der einzige Trost, der noch bleibt, ist ein schönes Essen.
Das Essen dient als Ersatz für den empfundenen Verlust. Süßigkeiten, hier vor allem Schokolade, werden häufig als Trost und Ersatz gegessen.
Eher kurzfristig bedingte Gefühle und Stimmungen unterscheiden sich von einer Depression. Vielfach handelt es sich bei einer Depression um einen langfristigen Zustand tiefer Trauer und Hoffnungslosigkeit, einhergehend mit Passivität. Im Falle einer Depression (die auch organisch bedingt sein kann) ist eine Hilfe von außen (Arzt) meist notwendig.
Eine länger anhaltende Nahrungsverweigerung sollte verhindert werden. Eßstörungen (vor allem Anorexie) können sich auch noch im höheren Lebensalter entwickeln.

2.5 Psychische Verfassung und Ernährungsverhalten

Stimmungen und Gefühle haben einen Einfluß darauf, wie ein Mensch sich momentan „fühlt".
Positive Gefühle (Freude, Lust, Fröhlichkeit, Heiterkeit, Sorglosigkeit …) und
negative Gefühle (Angst, Wut, Trauer, Sorge, Haß …)
haben unmittelbare Auswirkungen auf die Nahrungswahl und Nahrungszufuhr.

Starke Gefühle können – unabhängig davon, ob sie positiv oder negativ sind – den Appetit hemmen (man mag nichts essen) oder zu einer übersteigerten Nahrungsaufnahme (Ersatz, Beruhigung) führen.

Häufig ist Nahrungsverweigerung oder übermäßige Nahrungsaufnahme ein stummer Hinweis auf psychische Probleme, auf Kummer oder auch Gefühle der Trostlosigkeit.

Ein Trauerfall, Verlusterlebnisse, Krankheit, das eigene Älterwerden oder auch ein Umzug in ein Altersheim können dazu führen, daß die Nahrung verweigert wird. Charakteristisch für diesen Appetitverlust ist, daß es keine organischen Ursachen gibt.

Herr D. war über 40 Jahre glücklich verheiratet. Vor einem halben Jahr verstarb seine Frau. Er hat seit dem Tod seiner Frau stark abgenommen, obwohl er sich, wie er selbst sagt, ausreichend ernährt. Seine Tochter, die in der Nähe wohnt, versorgt ihren Vater regelmäßig mit Essen, das sich Herr D. selbst aufwärmt.

Herr D.:

> *„Seit meine Frau tot ist, mag ich eigentlich nichts mehr essen. Es schmeckt mir auch nichts mehr so richtig. Ich habe früher so gerne mit meiner Frau zusammen gegessen, aber jetzt habe ich gar keinen Appetit mehr. Ich habe Angst, daß ich meiner Tochter zur Last werde, das will ich auf gar keinen Fall. Sie sorgt ja auch so liebevoll für mich, aber ich habe es abgelehnt, bei ihr zu essen oder zu wohnen. Meine Tochter schlug mir vor, in eine Seniorengruppe zu gehen, aber was soll ich da … Na, ich werde es mir nochmals überlegen …"*

Tips und Ernährungstricks

➡ auf Nahrungsvorlieben eingehen
➡ zur regelmäßigen Nahrungsaufnahme ermutigen
➡ auf ausreichende Flüssigkeitszufuhr achten
➡ zum gemeinsamen Essen ermutigen
➡ Gründe für Trauer, Enttäuschung ansprechen
➡ jeweilige Gefühlslage ernst nehmen
➡ Trost und Ermutigung zusprechen

2.6 Zeit und Ernährung

Wir essen und trinken in bestimmten, meist regelmäßigen Abständen. Diese Regelmäßigkeit ist zum einen biologisch begründet, zum anderen ist die zeitliche Einteilung auch erlernt. Nicht nur der leere Magen signalisiert Hungergefühle, sondern auch die Uhr. Weil es 12 Uhr ist, also Mittagszeit, verspüren viele Menschen Hunger. Sie haben immer um diese Zeit gegessen, sie haben sich daran gewöhnt. Bezogen auf die Ernährung, umfaßt die Zeitdimension verschiedene Kategorien: Tageszeit, Jahreszeit, biologische Zeit (Lebenszeit), historische Zeit, also die Zeit, in der wir leben, das 21. Jahrhundert.

Die Tageszeit

In der Regel sind es sechs Mahlzeiten, die einen Tag einteilen: Frühstück, die erste Zwischenmahlzeit (Pausenfrühstück), Mittagessen, Kaffeetrinken, Abendessen, Spätmahlzeit. Bei den meisten Bundesbürgern ist das Mittagessen die Hauptmahlzeit. Gewöhnlich wird das Frühstück vor Mittag, das Mittagessen um Mittag, Kaffeetrinken nach Mittag verzehrt. Das ist eine vertraute und gesellschaftlich anerkannte Tageseinteilung. Die meisten älteren Menschen haben in ihrer Kindheit regelmäßige Mahlzeiten verzehrt und tun dies auch heute noch.

Frau H.:

> „Ich habe mein ganzes Leben lang zu festen Zeiten gegessen. Mein Vater war da sehr streng. Mein Mann wollte auch immer das Essen pünktlich auf dem Tisch haben. Ich esse eigentlich immer regelmäßig. Nicht, daß ich dabei streng auf die Uhr schaue, aber es ergibt sich eben immer so, daß ich gegen 12 Uhr zu Mittag esse und so gegen 18 Uhr zu Abend."

Jahreszeit

Auch die Jahreszeit bestimmt das Ernährungsverhalten mit. Christstollen gibt es nicht zu Ostern, und Weihnachten essen wir keine bunt gefärbten Eier. Moderne Kühl-, Konservierungs- und Transportmittel haben das Nahrungsmittelangebot weitestgehend saisonunabhängig gemacht. Folglich gibt es fast alle Lebensmittel zu allen Jahreszeiten. Viele ältere Menschen sind jedoch in einer Zeit groß geworden, in der es nur Nahrungsmittel der Saison gab.

Frau R.:

> „Bei uns gab es im Winter immer nur Kraut und viel eingelegtes Gemüse. Heute denke ich oft, die jungen Leute wissen gar nicht, wie das so war. Das war vielleicht ein Fest, wenn es den ersten Spinat gab. Das vergeß ich nie. Also, ich denke, all das Gemüse, das so im Winter angeboten wird, das kann doch nichts Rechtes sein. Mir schmeckt es jedenfalls nicht."

Die Tageszeit hat Einfluß auf die Lebensmittel, die verzehrt werden. Zum Frühstück essen wir normalerweise keinen Heringssalat, Toastbrot mit Ei und Marmelade gewöhnlich nicht zum Abend.

Wenn wir jemanden zum Kaffeetrinken einladen, so erwarten wir unseren Besuch gegen 15 Uhr und nicht schon um 13 Uhr oder gar erst um 18 Uhr.

Regionale Bezeichnungen für die Mahlzeiten können zu Mißverständnissen führen. Im Süddeutschen wird das „Abendessen" als „Nachtessen" bezeichnet, obwohl es wie überall zwischen 18 und 19 Uhr eingenommen wird. Bei Reisen können Zeitverschiebungen auftreten, an die sich der Körper erst gewöhnen muß. So kann es bei Kontinentalflügen sein, daß der Körper auf „Frühstück" und nicht auf Abendessen eingestellt ist.

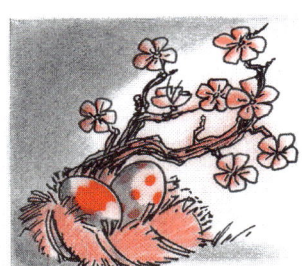

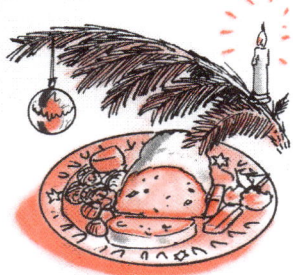

Das individuelle Ernährungsverhalten wird mit dem Alter
ausgeprägter. Die Einflüsse
von außen nehmen ab, die
inneren, eigenen Einfluß-
größen nehmen zu.

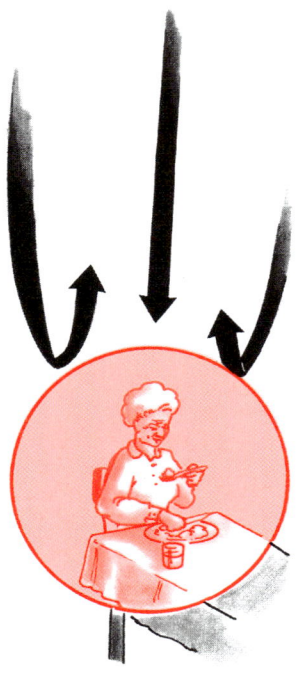

Biologische Zeit, die Lebenszeit

Der Geschmack ändert sich im Laufe der Jahre, um sich dann
im höheren Lebensalter zu verfestigen. Das individuelle Ernährungsverhalten wird mit dem Alter ausgeprägter. Die Einflüsse
von außen nehmen ab (Mode, Vorgaben von anderen), die eigenen Erfahrungen und Vorlieben werden verstärkt.

Heutige Zeit

Moderne und individuelle Nahrungsmittelproduktion führt zu
einer Produktvielfalt, die das Angebot kaum noch überschauen
läßt. Gerade ältere Menschen fühlen sich dadurch manchmal
überfordert.

Herr J.:

*Herr J. ist noch sehr mobil und übernimmt den Einkauf. Aufgrund seiner
großen Marken- und Produkttreue passiert es ihm häufig, daß er statt des ge-
wünschten Produktes (Aussehen, Etikett) ein ähnlich aussehendes Produkt mit
abgewandeltem Inhalt kauft. Seine Frau ärgert sich dann immer, wenn er statt
eines gewollten Tomatenketchups ein Chiliketchup oder Kinderketchup mit-
bringt.*

Nicht alles, was „in" ist, dient auch einer gesunden Ernährung.
So haben z. B. Fertiggerichte einen hohen Verarbeitungsgrad
(thermische, chemische, mechanische Einwirkung), der mit einem Vitaminverlust einhergehen kann.

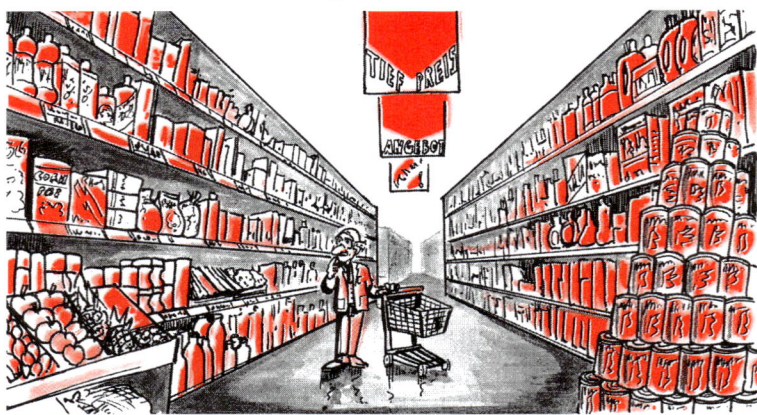

Tips und Ernährungstricks

➡ Essenszeiten einhalten und individuelle Zeitvorstellungen
berücksichtigen
➡ Auswahl von Lebensmitteln der Saison
➡ Kauf von Lebensmitteln bei den Erzeugern
➡ wenig verarbeitete Lebensmittel vorziehen und damit um-
weltgerecht einkaufen

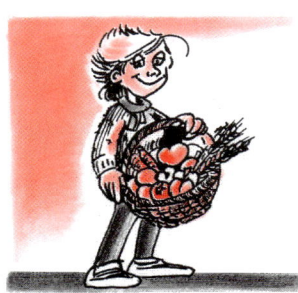

Ernährungstrends	
in	out
• natürliche, gesunde Ernährung • abwechslungsreiche Kost • Essen in ruhiger Atmosphäre • fit durch Ernährung • stilvoll angerichtete Speisen	• stark belastete Lebensmittel • eintönige, fade Kost • hastiges Essen (schlingen) • Trägheit durch Fehlernährung • einfallslose Dauerkost

Aufgaben

1. Welche Einflußgrößen auf die Ernährungsweise kennen Sie? Verdeutlichen Sie diese an Ihrem eigenen Ernährungsverhalten.

2. Erläutern Sie die Entstehung von Hunger- und Sättigungsgefühlen anhand von Beispielen.

3. Erläutern Sie den Zusammenhang zwischen Biographie und Ernährungsweise. Finden Sie Beispiele.

4. Nennen Sie Beispiele für „kognitive Dissonanz".

5. Welche Folgen kann Armut auf die Lebensmittelauswahl haben?

6. Welche Konsequenzen hat dies auf den Ernährungszustand?

7. Geben Sie Beispiele für den Einfluß von Erziehung auf das Ernährungsverhalten im höheren Lebensalter.

8. Überlegen Sie sich, wie Sie den Eßplatz und die Mahlzeitensituation für einen älteren Menschen gestalten würden.

9. Nennen Sie Beispiele für positive und negative Gefühle, und überlegen Sie sich, wie diese auf die Ernährungsweise Einfluß nehmen können.

10. Worauf ist bei der Ernährung in psychischen Krisensituationen zu achten?

11. Beschreiben Sie den Einfluß der Tageszeit auf das jeweilige Ernährungsverhalten.

12. Durch Veränderungen in der Landwirtschaft, Transport- und Lagermöglichkeiten können zu jeder Jahreszeit frisches Obst und Gemüse sowie Fleisch angeboten werden. Überlegen Sie gemeinsam, welche Lebensmittel **früher** nur saisonal angeboten wurden und wie sich **heute** das Angebot verändert hat.

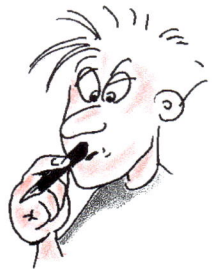

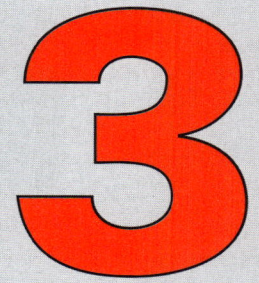

3 Physiologische Veränderungen und Ernährung im Alter

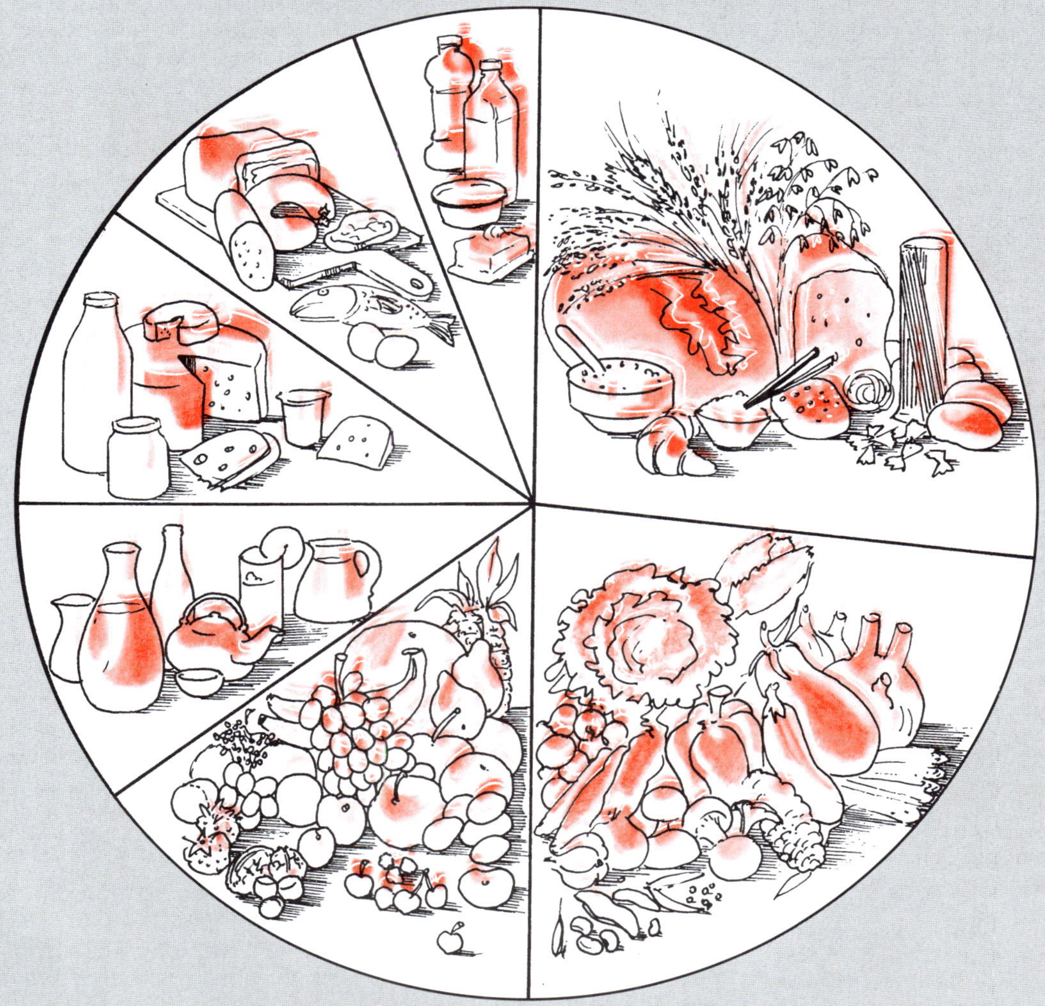

Was ist „Gesundheit"?
Die Weltgesundheitsorganisation (WHO) definiert Gesundheit wie folgt:
„Gesundheit ist der Zustand vollkommen körperlichen, geistigen und sozialen Wohlbefindens und nicht allein das Fehlen von Krankheiten und Gebrechen."

Die eigentlichen **Ursachen** und **Auslöser** der Alterungsprozesse des menschlichen Körpers sind noch immer weitgehend unbekannt. Nach heutigen Erkenntnissen nehmen sowohl innere (endogene) als auch äußere (exogene) Faktoren Einfluß auf den Alterungsprozeß. Endogene Faktoren können kaum beeinflußt werden. Exogene Faktoren, wie z. B. die Ernährungsweise, können jedoch beeinflußt werden.

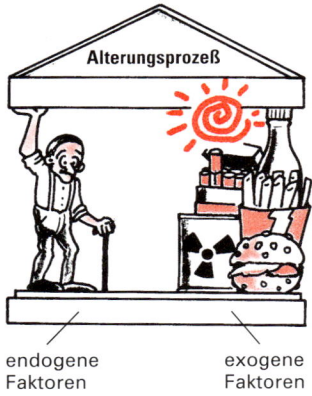

endogene Faktoren   exogene Faktoren

endogene Faktoren:	exogene Faktoren:
genetische Veranlagung	Krankheitserreger
Abnahme der körperlichen Anpassungsfähigkeit	physikalische Faktoren Strahlen (z. B. UV-Licht, radioaktive Strahlen)
Veränderung der Organe, z. B. Abbau von Muskelmasse, Verkleinerung der Leber	Umweltgifte (z. B. Pflanzenschutzmittel, Schwermetalle im Nahrungskreislauf) Ernährungsweise (z. B. Vitaminmangel), Lebensweise (z. B. Alkohol, Rauchen, Streß, Lärm, Schlafmangel)
	soziale Faktoren (z. B. Einkommen, Bildung)
	psychische Faktoren (z. B. Tod des Partners, Depression)

Kalendarisches Alter
Lebensalter eines Menschen

Biologisches Alter
beschreibt den physischen Alterszustand des Körpers oder der verschiedenen Körperorgane. (So kann z. B. ein Mensch mit 30 Jahren schon graue Haare haben, obwohl er noch nicht „alt" ist. Ein Mensch mit 70 Jahren kann noch jugendlich wirken und körperlich leistungsfähiger sein als ein 55jähriger.)

Gesellschaftliches Alter
beschreibt die jeweils geltenden Erwartungen in einer Gesellschaft für das „richtige" altersgemäße Verhalten. So wird erwartet, daß in jedem Lebensalter bestimmte Aufgaben und Funktionen übernommen werden. Beispielsweise stößt in unserer Gesellschaft ein älterer Mensch auf Unverständnis, wenn er mit 70 Jahren eine 20jährige heiratet oder in eine Disco geht.

Allgemein gilt in unserer Gesellschaft ein Mensch als „alt" oder „älter", wenn das 65. Lebensjahr überschritten wurde. „DIE" Älteren als einheitliche Gruppe gibt es nicht. Bei älteren Menschen
● kann der Altersunterschied mehr als 35 Jahre betragen (von 65 Jahre bis über 100 Jahre),
● kann das „biologische" und das „kalendarische" Alter stark differieren (jugendlich wirkender Mensch über 75 oder ein 55jähriger Mensch, der sehr gebrechlich wirkt),
● kann die individuelle Lebensführung unterschiedlich sein (aktiv, interessiert oder eher passiv, zurückgezogen),
● können die äußeren Lebensumstände sehr verschieden sein (materiell abgesichert oder in Armut; überschaubare, ruhige Lebensverhältnisse oder Streß; Trauer, Einsamkeit oder Aktivitäten in der Familie, mit dem Partner).
● kann der Gesundheitszustand sehr verschieden sein.

Körperliche Alterungsvorgänge sind äußerlich sichtbar, finden jedoch auch **im** Körper statt. Körperorgane altern in unterschiedlichem Zeitabstand. Die maximale Muskelkraft, körperliche Leistungsfähigkeit und Knochendichte nehmen etwa ab dem 30. Lebensjahr ab.

Sichtbare Altersveränderungen:

- Ergrauen der Haare
- Verlust der Zähne
- dünne und faltige Haut
- Abnahme der Körpergröße
- gebeugter, unsicherer Gang
- Verlust der Beweglichkeit und Schnelligkeit
- Verlust der Sehschärfe und verminderte Hörfähigkeit
- Konzentrationsschwierigkeiten

Nicht sichtbare Altersveränderungen:

- Abnahme der Muskelmasse (wird durch Fettgewebe ersetzt)
- Abnahme der Leistungsfähigkeit von Herz, Lunge, Leber, Niere
- verminderte Enzymaktivität der Verdauungsorgane
- verminderte Hormonproduktion (z. B. Östrogenproduktion bei der Frau, Androgenproduktion beim Mann)
- Abnahme der Knochendichte

Physiologische Veränderungen gehören zum menschlichen Leben.

Es sind vor allem drei altersbedingte Veränderungen, die den Bedarf an Nährstoffen beeinflussen:

1. Im höheren Lebensalter nimmt die stoffwechselaktive Muskelmasse (lean body mass) ab und wird durch Fettgewebe und Bindegewebe ersetzt. Stoffwechselvorgänge verlangsamen sich, der Körper benötigt weniger Nahrungsenergie bei gering verändertem Nährstoffbedarf.

2. Die Anpassungsfähigkeit des Körpers läßt nach. Schwankungen der Nahrungszufuhr (kurzzeitiger Mangel oder Überangebot) können schlechter ausgeglichen werden. Die Widerstandsfähigkeit gegenüber Krankheitserregern ist reduziert, kurzfristige Nahrungskarenz infolge einer Erkrankung kann rasch zu Auszehrung führen.

3. Die Absonderung von Verdauungsenzymen ist verringert. Dadurch können Vitamine, z. B. Vitamin B_{12}, oder Spurenelemente, z. B. Eisen, schlechter resorbiert werden. Um einem Mangel vorzubeugen, müssen diese in größeren Mengen zugeführt werden.

Die Ernährung ist maßgeblich an der Gesunderhaltung und der Aufrechterhaltung der Körperfunktionen beteiligt.
Es ist der Wunsch vieler Menschen, Langlebigkeit ohne Vitalverluste zu erreichen.

Progerie ist eine Erkrankung, die einen vorzeitigen Alterungsprozeß verursacht. Sie führt im zweiten Lebensjahrzehnt oder früher zum Tod als Folge extremer Arteriosklerose. Die Ursachen sind unbekannt.
Altern ist keine Krankheit, sondern ein natürlicher Entwicklungsprozeß.

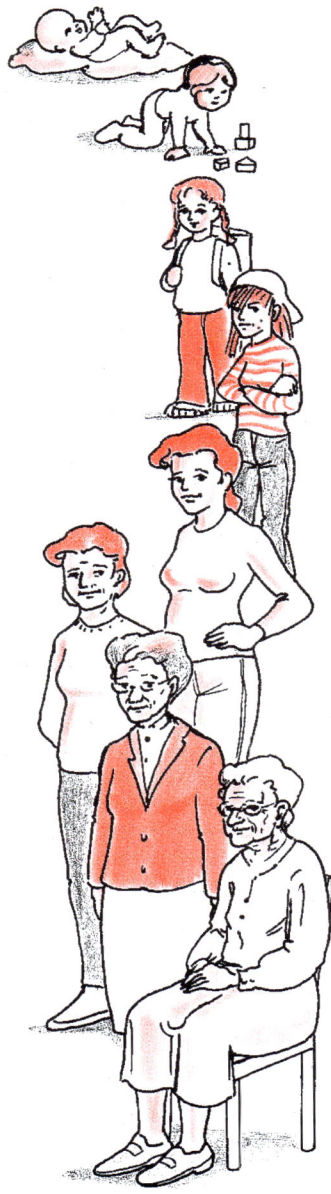

3.1 Physiologische Veränderungen des Verdauungstraktes

Der natürliche Alterungsprozeß bewirkt charakteristische Veränderungen. Dies hat nicht nur Auswirkungen auf die jeweiligen Organe, sondern auch auf die Nahrungsaufnahme und Verdauung.

Zähne

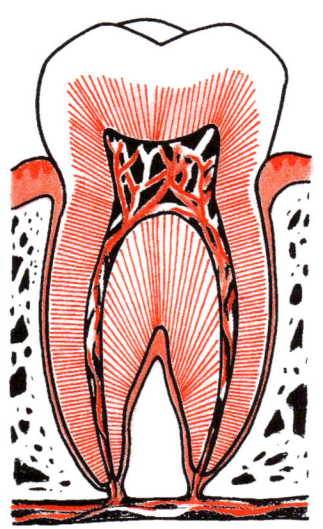

- Das Zahnmaterial leidet unter jahrelanger Abnutzung: Zahnkronen verflachen, die Zahnstellung wird durch den Verlust von Zähnen oder falsche Bißstellung verschoben. Als Folge sind Kaukraft und Kaufähigkeit geschmälert.
- Das Zahnfleisch bildet sich zurück. Aus diesem Grund fallen Zähne aus, Restzähne wirken verlängert, weil die Zahnhälse zum Vorschein treten.
- Die Schmerzempfindlichkeit an den Zähnen und am Zahnhals nimmt im Alter ab. Karies wird deshalb häufig erst spät wahrgenommen, wenn Schäden bereits eingetreten sind. Wichtig ist ein regelmäßiger Zahnarztbesuch.
- Eine Prothese wird erfahrungsgemäß als „Fremdkörper" im Mund empfunden. Die Gewöhnung daran ist um so schlechter, je länger eine Person zahnlos ist.

Mund

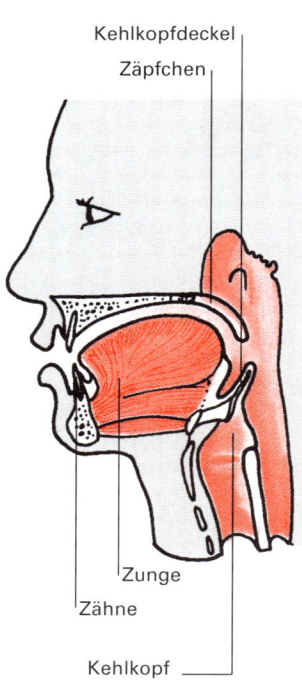

Kehlkopfdeckel

Zäpfchen

Zunge

Zähne

Kehlkopf

- Die Widerstandsfähigkeit der Mundschleimhaut nimmt ab. Bißverletzungen, mechanische Reize durch zu heiße oder kalte Nahrung führen häufig zu schmerzhaften Verletzungen.
- Zungen- und Kaumuskulatur verlieren an Kraft. Kräftige Kaubewegungen zur Nahrungszerkleinerung führen rasch zur Ermüdung. Deswegen wird die Nahrung häufig schlecht gekaut und nur gering mit Speichel durchmischt.
- Die Speicheldrüsen produzieren weniger Speichelflüssigkeit. Die Folgen sind ein trockener, brennender Mund, ungenügende Durchspülung des Mundes, Schluckbeschwerden und erhöhte Anfälligkeit für eine Pilzerkrankung (Soor) im Munddraum sowie für Entzündungen der Ohrspeicheldrüsen (Parotitis).
- Die Geschmacksknospen der Zunge bilden sich zurück, die Geschmackswahrnehmung für süße und salzige Speisen nimmt ab, bitterer Geschmack wird allerdings stärker empfunden.

Speiseröhre

Die Speiseröhre (Ösophagus) ist ein Muskelschlauch, der den Nahrungsbrei in den Magen befördert. Sie verändert sich nur wenig, allerdings sind Schluckbeschwerden im höheren Lebensalter sehr häufig.

Die Ursachen dafür sind sehr vielfältig:

- Verengungen durch Narbengewebe
- Verengung durch Geschwüre oder Krebs
- Störung des Schluckaktes nach einem Schlaganfall
- Abnahme der Muskelkraft bei allgemeiner Schwäche
- psychische Probleme (etwas schnürt einem buchstäblich den Hals zu)

Als Folge der Schluckbeschwerden können Nahrungs- oder Tablettenreste in der Speiseröhre festsitzen. Diese können Verletzungen hervorrufen und unter Umständen Entzündungen bilden.

Sodbrennen entsteht, wenn Magensäure in den unteren Teil der Speiseröhre gelangt.

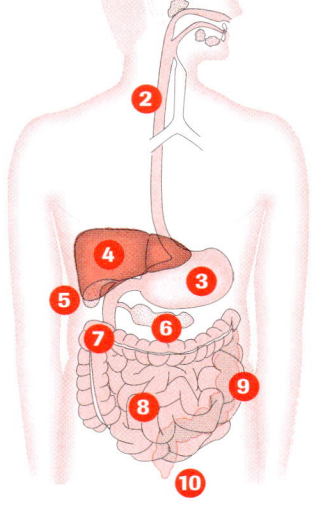

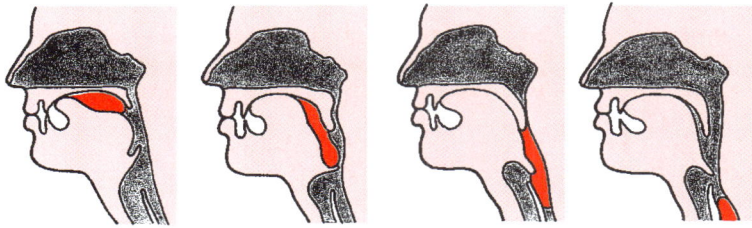

Der Schluckakt

1. Speicheldrüse
2. Speiseröhre
3. Magen
4. Leber
5. Gallenblase
6. Bauchspeicheldrüse
7. Zwölffingerdarm
8. Dünndarm
9. Dickdarm
10. After

Tips und Ernährungstricks

- genügend Zeit zum Essen geben
- ausreichend Flüssigkeit zu den Mahlzeiten anbieten
- flüssigkeitsreiche Lebensmittel anbieten (z. B. Obst, Gemüse)
- Nahrung nicht als Brei anbieten, sondern in jedem Falle zum Kauen ermutigen (damit die verbliebenen Zähne vom Speichel umspült werden und das Zahnfleisch besser durchblutet wird)
- bei Schluckbeschwerden trockene und krümelige Nahrung meiden
- bei Schluckstörungen Flüssigkeit anbieten und den Betroffenen beruhigen
- auf gute Zahnhygiene achten
- auf gut angepaßte Prothesen achten
- Druckgeschwüre im Mund sorgfältig reinigen, Salben und Mundspülungen in Absprache mit dem Arzt anwenden
- bei anhaltenden Schluckbeschwerden kann auch ein Krebsgeschwür die Ursache sein, deshalb auftretende Störungen unbedingt durch den Arzt abklären lassen

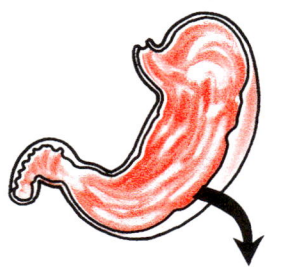

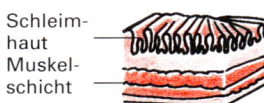

Schleim-
haut
Muskel-
schicht

Zu den Risikogruppen für
Magenkrebs zählen:

- Menschen mit chronischer
  Gastritis
- Menschen mit teilentfern-
  tem Magen
- Menschen mit Magenpoly-
  pen (meist gutartige Ge-
  schwülste)

Verträglichkeit einzelner Gerichte ausprobieren.
Fettes stark gegrilltes Fleisch
meiden.

Magen

Die **Magensaftproduktion** (Salzsäure und Verdauungsenzyme)
nimmt mit dem Alter ab. Dadurch besteht eine erhöhte Anfälligkeit gegenüber Krankheitserregern, die nun nicht mehr durch
die Salzsäure abgetötet werden. Magenschleimhautentzündung
(Gastritis) kann die Folge sein. Die Magenbewegungen verlangsamen sich, der Nahrungsbrei wird langsamer weiter transportiert. Diese Veränderungen sind schleichend und werden
kaum wahrgenommen.
Häufig ist im höheren Lebensalter die Bildung des intrinsic fac-
tors (ein körpereigener Stoff, ohne den der Körper kein Vitamin
B_{12} aufnehmen kann) eingeschränkt, Vitamin B_{12} kann dadurch
nicht mehr genügend aus der Nahrung resorbiert werden. Langfristig kann sich Blutarmut entwickeln. Eine Blutuntersuchung
kann Aufschluß über den jeweiligen Vitamin-B_{12}-Status geben.
Der Magen – wie auch alle anderen Verdauungsorgane – verfügt
über eine Reservekapazität, welche die Aufrechterhaltung der
Verdauungsfähigkeit garantiert. Unter Belastungssituationen,
wie z. B. Erkrankungen oder psychischer Streß, ist die Anpassungsfähigkeit schnell erschöpft. Die Nahrung kann dann nicht
mehr ausreichend verdaut und aufgenommen werden.

Magenkrebs zählt zu den häufigsten Krebsarten. Er wächst lange
Zeit ohne erkennbare Beschwerden. Meist wird Magenkrebs zu-
fällig entdeckt. Wenn Magenbeschwerden trotz Umstellung der
Ernährung und säurehemmender Medikamente länger als zwei
bis drei Wochen anhalten, sollte eine eingehende Untersuchung
erfolgen.

Tips und Ernährungstricks

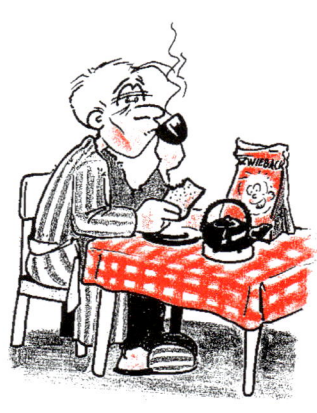

- ➡ statt drei Hauptmahlzeiten besser fünf bis sechs kleine
  Mahlzeiten zu sich nehmen
- ➡ genügend Zeit für das Essen nehmen
- ➡ bei Magengeschwüren und Magenschleimhautentzün-
  dungen Alkohol und Kaffee einschränken
- ➡ entsprechende magenschonende Zubereitungsarten wählen
- ➡ bei akuter Magenschleimhautentzündung Entlastungstag
  einlegen – mit ungesüßtem Tee, Zwieback, Knäckebrot,
  Weißbrot oder Schleimsuppen (dabei muß grundsätzlich
  vorrangig eine bestehende Stoffwechselerkrankung, wie
  z. B. Diabetes, beachtet werden)
- ➡ unverträgliche Lebensmittel meiden
- ➡ Anämie wird häufig durch Magenblutungen verursacht.
  Ursache dafür können Medikamente (Acetylsalicylsäure),
  Magengeschwüre, schwere Schleimhautentzündungen
  sein

Dünndarm und Dickdarm

Dünndarm

Die Resorptionsfähigkeit des Dünndarms läßt im Alter zunehmend nach. Davon betroffen sind vor allem die Vitamine B_1, B_{12}, A, Karotin und Folsäure. Normalerweise führt die verminderte Resorptionsleistung nicht zu Mangelerscheinungen. Da jedoch die Anpassungsfähigkeit der Verdauungsorgane verringert ist, können z. B. unzureichende Nahrungszufuhr oder Streßsituationen nicht mehr ausgeglichen werden. Bei verminderter Gallensaftabsonderung kann es zu einer Fettunverträglichkeit kommen.

Dickdarm

Jeder zweite ältere Mensch leidet unter Verstopfung. Dafür werden vor allem vier Ursachen verantwortlich gemacht:
- ballaststoffarme Ernährung
- geringe Flüssigkeitszufuhr
- verringerte Darmtätigkeit
- geringe Bewegung

Gutartige Wucherungen im Dickdarm (Dickdarmpolypen) sind im höheren Lebensalter sehr häufig. Aus Darmpolypen können sich bösartige Tumoren entwickeln, eine regelmäßige Untersuchung ist deshalb wichtig.
Nahezu 40 % der über 70jährigen haben Ausbuchtungen im Darm (Divertikel). Diese entstehen im Laufe des Lebens durch den ständigen Druck beim Stuhlgang. In schweren Fällen können sich diese entzünden. Platzen sie, kommt es zu einer Bauchfellentzündung, die eine rasche Krankenhausaufnahme unumgänglich macht. Hämorrhoiden sind eine sehr unangenehme Begleiterscheinung von chronischer Verstopfung. Treten Blutungen auf, sind sie meist sehr heftig und machen eine umgehende Behandlung durch den Arzt erforderlich. Dickdarmkrebs ist eine häufige Todesursache im höheren Lebensalter. Vor allem eine ballaststoffarme Ernährung, übermäßiger Verzehr von tierischen Fetten, Bewegungsmangel und Vorschädigungen des Dickdarms werden dafür verantwortlich gemacht.

Zwölffin-
gerdarm

Krumm-
darm

Leer-
darm

Ballaststoffe sind die unverdaulichen pflanzlichen Bestandteile der Nahrung.

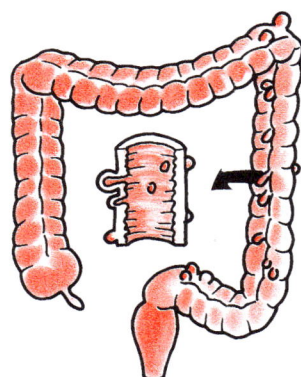

Weizenkleie hat eine besonders günstige Wirkung auf den Darm.

Tips und Ernährungstricks

➡ ballaststoffreiche Lebensmittel essen (siehe S. 83)
➡ mindestens 30 g Ballaststoffe am Tag
➡ fettarme Lebensmittel vorziehen
➡ auf ausreichende Flüssigkeitszufuhr achten
➡ dunkelgrünes und gelbes Gemüse kann Dickdarmkrebs vorbeugen (enthält Schutzfaktoren)

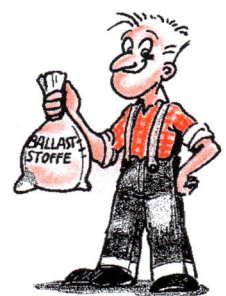

Der Leistungsumsatz wird je nach Tätigkeit unterschieden:

leichte Arbeit
(z. B. Hausarbeit, Spazierengehen)
Energiebedarf:
2 bis 4 kJ pro Stunde und kg Körpergewicht

mittelschwere Arbeit
(z. B. grobe Haus- und Gartenarbeit, zügiger Spaziergang)
Energiebedarf:
4 bis 8 kJ pro Stunde und kg Körpergewicht

schwere Arbeit
(z. B. Feldarbeit, Ausdauersport)
Energiebedarf:
8 bis 12 kJ pro Stunde und kg Körpergewicht

Überschlagsrechnung des Energiebedarfs pro 24 Stunden:
Grundumsatz:
4,2 kJ x kg Körpergewicht x 24 plus Leistungsumsatz

1000 Joule (J) = 1 Kilojoule (kJ)
1000 kJ = 1 Megajoule (MJ)
1 MJ = 1 000 000 J

Der Mensch hat einen Hochleistungsorganismus. Erwachsene benötigen zwischen 7000 kJ und 10 000 kJ am Tag.

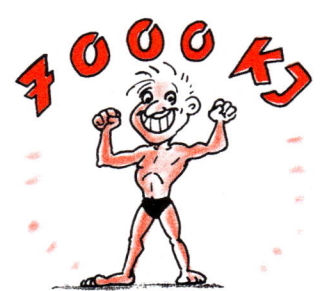

3.2 Energie- und Nährstoffbedarf

Energie

Der Mensch benötigt für die Aufrechterhaltung der Körperfunktionen Energie.

> Der Gesamtenergiebedarf setzt sich aus dem Grundumsatz und dem Leistungsumsatz zusammen.

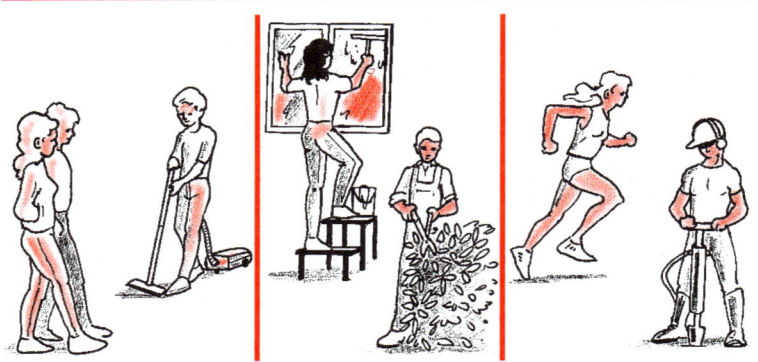

leichte Arbeit   mittelschwere Arbeit   schwere Arbeit

Der **Grundumsatz** ist die Energiemenge, die ein Mensch in 24 Stunden zur Aufrechterhaltung der Körpertemperatur, Körperfunktionen und des Stoffwechsels benötigt. Gemessen wird der Grundumsatz bei völliger Ruhe – 12 Stunden nach der letzten Nahrungsaufnahme – leicht bekleidet bei 20 °C. Folgende Faktoren beeinflussen den Grundumsatz:
- Alter
- Geschlecht
- Größe und Gewicht
- Hormonstatus (z. B. vor oder nach Menopause)
- Krankheit und Streß
- Klima

Der Grundumsatz sinkt alle zehn Jahre um etwa 2 % nach Vollendung des 35. Lebensjahres.

Der **Leistungsumsatz** ist die Energie, die für Bewegung (Muskelarbeit), Arbeitsleistung und Verdauungsarbeit benötigt wird.

Die Energie wird in Joule (kJ) gemessen, die ältere Einheit Kalorie (kcal) wird ebenfalls noch verwendet.
Für die Berechnung gilt:
1 kcal = 4,184 kJ
1 kJ = 0,239 kcal
In der Praxis wird mit dem Umrechnungsfaktor 4,2 oder 0,2 gerechnet.

Die **energieliefernden Nährstoffe** sind Kohlenhydrate, Einweiß und Fette.

1 g Kohlenhydrate	liefert	17 kJ (4,1 kcal)
1 g Eiweiß	liefert	17 kJ (4,1 kcal)
1 g Fett	liefert	39 kJ (9,3 kcal)
1 g Alkohol	liefert	30 kJ (7,2 kcal)

Ballaststoffe sind wichtig für:
- regelmäßige Darmfunktion
- Sättigungsgefühl
- ausgewogene Darmflora

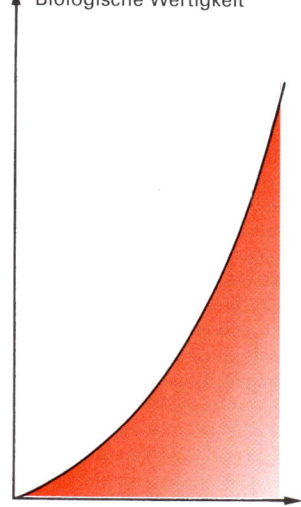

Biologische Wertigkeit

Anteil der essentiellen Aminosäuren

Wird dem Körper langfristig mehr Energie zugeführt, als er benötigt, führt dies zu Übergewicht. Bei unzureichender Energiezufuhr baut der Körper Körpermasse ab, es kommt langfristig zu Untergewicht.
Nicht energieliefernde Nährstoffe sind Vitamine, Mineralstoffe, Ballaststoffe und Wasser.

Kohlenhydrate

Zur Gruppe der Kohlenhydrate gehören die Einfachzucker (Fruchtzucker, Traubenzucker), die Doppelzucker (Haushaltszucker, Milchzucker), Mehrfahrzucker (Stärke und Ballaststoffe).
Kohlenhydrate sind die Hauptenergielieferanten in der Nahrung. Ballaststoffe liefern wenig oder keine Energie, da sie der Körper nicht verwerten kann.
Rund 55 bis 60 % der Energie sollten über Kohlenhydrate, nicht mehr als 10 % der Gesamtenergie durch Einfach- und Doppelzucker zugeführt werden.
Kohlenhydratlieferanten sind vor allem pflanzliche Nahrungsmittel, insbesondere Getreide, Kartoffeln, Hülsenfrüchte und Gemüse. Diese Lebensmittel enthalten meist mehr Ballaststoffe, Vitamine und Spurenelemente als beispielsweise bearbeitete Lebensmittel mit hohem Haushaltszuckeranteil.
Häufig nehmen ältere Menschen nicht ausreichend Ballaststoffe zu sich.

Eiweiß (Protein)

Nahrungseiweiße versorgen den Körper mit wichtigen Bausteinen, den Aminosäuren, aus denen der Organismus körpereigene Proteine aufbaut. Der Körper benötigt die Proteine zum Zellaufbau, zum Erhalt der Körpersubstanz und für wichtige Stoffwechselvorgänge. Der Körper ist auf die ausreichende Zufuhr von Aminosäuren angewiesen, da er diese nur zum Teil selbst bilden kann.
Die empfohlene Zufuhr liegt bei 0,8 g pro kg Körpergewicht. Die Nahrung liefert tierische und pflanzliche Proteine, die beide gleich wichtig für den Körper sind. Allerdings enthalten Lebensmittel tierischer Herkunft meist mehr Fett, Cholesterin und Purine, die bei übermäßigem Verzehr zu ernährungsbedingten Krankheiten führen können. Proteine sind vor allem in Fleisch, Fisch, Ei, Milch und Milchprodukten, Getreide und Hülsenfrüchten enthalten. Empfohlen wird, daß nicht mehr als 15 % des Gesamtenergiebedarfs über Proteine aufgenommen werden sollten. Allgemein werden zuviel tierische Proteine aufgenommen, es ist daher empfehlenswert, den Anteil an pflanzlichen Eiweißen zu erhöhen.

Biologische Wertigkeit
Sie bezeichnet die Qualität des Nahrungseiweißes für den Menschen. Ausschlaggebend ist dabei die Anzahl und Menge der essentiellen Aminosäuren. Je größer der Anteil essentieller Aminosäuren ist, desto wertvoller ist das Nahrungseiweiß.

Günstige Lebensmittelzusammenstellungen:
- Kartoffeln und Ei
- Milch und Ei
- Reis und Bohnen
- Linsen und Spätzle

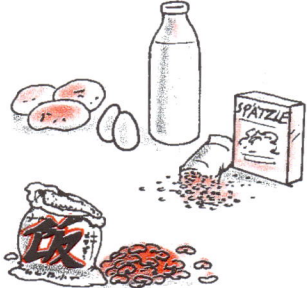

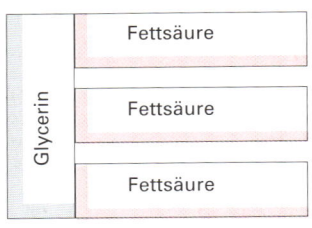

	Fettsäure
Glycerin	Fettsäure
	Fettsäure

Streichfette und Öle werden als „sichtbare" Fette bezeichnet. „Versteckte" Fette sind enthalten in Käse, Milch, Fleisch- und Wurstwaren, Süßigkeiten, Gebäck, Nüssen.
Der Körper geht sehr sparsam mit seinen Fettreserven um. Werden Reserven abgebaut, ist der Körper bestrebt, diese schnell wieder zu ersetzen. Dies ist mit ein Grund weshalb es so schwierig ist, dauerhaft abzunehmen.

Fette

Fette bestehen aus Glycerin und Fettsäuren. Tierische Fette enthalten meist reichlich Cholesterin und kaum ungesättigte Fettsäuren. Pflanzliche Fette liefern hauptsächlich mehrfach ungesättigte Fettsäuren, die der Körper nicht selbst bilden kann. Deshalb heißen sie „essentielle" Fettsäuren.

Pflanzliche oder tierische Fette spielen in der menschlichen Ernährung als Energielieferant, Träger von Geschmacksstoffen und fettlöslichen Vitaminen eine wichtige Rolle. Fett hat den höchsten Energiewert der Nährstoffe. Der Körper benötigt Fett als Energieträger (auch als Reserve) und für Stoffwechselvorgänge.

Die Gesamtzufuhr an Fetten sollte 30% der Gesamtenergie nicht überschreiten. Zwei Drittel sollten aus ungesättigten Fettsäuren und ein Drittel aus gesättigten Fettsäuren bestehen. Fette sind vor allem in fettem Fleisch und Wurstwaren, Käse und Nüssen sowie in Ölen und Butter enthalten.

Generell ist der Fettanteil in unserer Nahrung zu hoch, wünschenswert ist eine geringere Zufuhr vor allem der tierischen Fette. Gesättigte Fettsäuren kann der Körper selbst bilden, nicht jedoch einige der ungesättigten Fettsäuren. Diese werden daher auch als „essentielle Fettsäuren" bezeichnet.

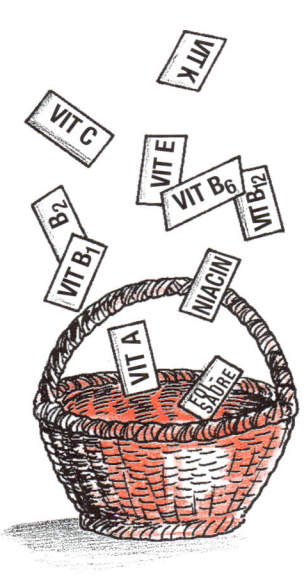

Vitamine

Vitamine sind unterschiedliche Substanzen, die in fettlösliche Vitamine (A, D, E, K) und wasserlösliche Vitamine (B_1, B_2, B_6, B_{12}, Niacin, Folsäure und Vitamin C) eingeteilt werden. (Übersicht siehe nächste Seite).

Vitamine haben jeweils ganz bestimmte Aufgaben im Körper. Da der Körper bis auf Vitamin D die Vitamine nicht selbst bilden kann, müssen diese regelmäßig über die Nahrung zugeführt werden.

Wasserlösliche Vitamine kann der Körper nur über wenige Tage speichern. Hingegen können fettlösliche Vitamine im Fettgewebe lange gespeichert werden. (Übersicht der empfohlenen Zufuhr siehe Seiten 35, 49.)

Kritisch ist bei älteren Menschen die Versorgung mit Vitamin A, E, D, Folsäure und teilweise Vitamin C.

Mengenelemente
- Kalzium
- Natrium
- Kalium
- Magnesium
- Chlorid
- Phosphor
- Schwefel

Spurenelemente
- Jod
- Selen
- Kupfer

Mineralstoffe

Mineralstoffe können in Mengenelemente (größere Menge im Körper) und Spurenelemente (nur in Spuren im Körper) eingeteilt werden. Zu den Mengenelementen zählen z. B. Kalzium, Natrium, Kalium, Magnesium, Chlor, Phosphor und Schwefel. Spurenelemente sind z. B. Eisen, Jod, Selen, Kupfer. (Übersicht siehe nächste Seite.)

Mineralstoffe sind anorganische Stoffe, die der Körper zur Aufrechterhaltung der Körperfunktionen benötigt. Bei älteren Menschen wird häufig ein Mangel an Eisen, Kalzium und Jod festgestellt.

34

Übersicht über Vitamine und Mineralstoffe

Vitamine	Funktion	Vorkommen	Mangelerscheinungen	tägl. Bedarf 65 J. und älter	
				♂	♀
A (Retinol)	wichtig für Zellwachstum, Sehvorgang	Vorstufe (Karotin) in Karotten, dunkelgrünem und -gelbem Gemüse, Leber, Eigelb, Milch, Butter	Sehstörungen bei Dämmerung, Haut- und Schleimhautschäden, Haarausfall	1,0mg	0,8mg
B₁ (Thiamin)	wichtig für Nerven, Kohlenhydratstoffwechsel	Getreideprodukte, Schweinefleisch, Haferflocken	Nervenentzündung, Konzentrationsschwäche, Appetitlosigkeit, Muskelzittern	1,0mg	1,0mg
B₂ (Riboflavin)	für den gesamten Stoffwechsel, Zellwachstum	Milch und Milchprodukte, Fisch, grünes Blattgemüse, Innereien	Hautveränderungen, Risse in den Mundwinkeln, Hautveränderungen, rissige, spröde Nägel und Haare	1,2mg	1,2mg
B₆ (Pyridoxin)	Eiweißstoffwechsel	Vollkornprodukte, Leber, Kartoffeln	Appetitlosigkeit, Hautveränderungen, Depressionen	1,4mg	1,2mg
B₁₂ (Cobalamin)	Blutbildung, Nerven	Leber, Fleisch, Fisch, Eier, Milch	Blutarmut, Zungenschleimhautveränderungen	3,0 µg	3,0 µg
C (Ascorbinsäure)	Immunsystem, Eisenstoffwechsel	Schwarze Johannisbeeren, Zitrusfrüchte, Kartoffeln, Kiwi, Paprika	Müdigkeit, verzögerte Wundheilung, mangelnde Abwehrkräfte	100mg	100mg
D (Calciferol)	Kalzium- und Phosphatstoffwechsel	Bildung über Haut, Salzwasserfische, Lebertran, Butter	Knochenerweichung, Muskelkrämpfe	10 µg	10 µg
E (Tocopherole)	schützen Fettsäuren im Körper	pflanzliche Öle, Nüsse, Eier, Weizenkeime	treten selten auf	12mg	11mg
Folsäure	Blutbildung, Zellwachstum	dunkelgrünes Blattgemüse, Vollkornprodukte, Hülsenfrüchte	Blutarmut, Schleimhautveränderungen, Depressionen	400 µg	400 µg
K (Phyllochinon)	Blutgerinnung	Blattgemüse, Milch, Leber	Störungen der Blutgerinnung	80 µg	65 µg
Niacin (Nikotinsäure)	für den gesamten Stoffwechsel	Vollkornprodukte, Hülsenfrüchte, Fisch, Fleisch	Hautveränderungen, Depressionen, Gewichtsverlust	13mg	13mg
Mineralstoffe					
Kalzium	Knochen, Zähne, Muskelfunktion	Milch, Milchprodukte, Grünkohl	Osteoporose, Muskelkrämpfe	1000 µg	1000 µg
Eisen	Blutfarbstoff	Fleisch, Leber, Vollkornprodukte	Blutarmut, Müdigkeit	10mg	10mg
Jod	Schilddrüsenhormon	Seefisch und jodiertes Salz	Schilddrüsenunterfunktion, Kropf	180 µg	180 µg

Quelle: Referenzwerte für die Nährstoffzufuhr, 2000

Wasser ist der Hauptbestandteil unseres Körpers.
Beim Neugeborenen besteht
der Körper aus 70 bis 80 %
Wasser, bei einem 70jähri-
gen Menschen nur noch zu
50 bis 60 %.
Daher haben Säuglinge auch
eine viel prallere Haut als alte
Menschen.

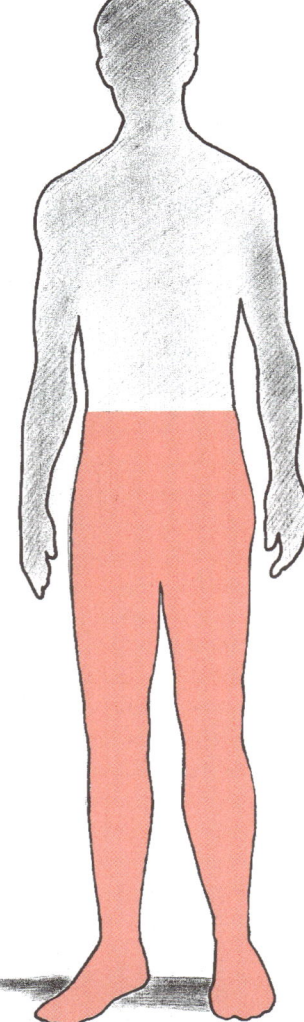

3.2.1 Flüssigkeitsbedarf

Wasser ist der Hauptbestandteil unseres Körpers. Die lebenswichtigen Aufgaben des Wassers sind:

● Transportmittel
● Lösungsmittel
● Zellbaustein

Beim älteren Menschen ist das Durstempfinden meist stark ab-
geschwächt. Häufig nehmen gerade ältere Menschen eine dro-
hende Körperaustrocknung nicht wahr.

Viele ältere Menschen trinken aus Gewohnheit wenig, deshalb
ist es besonders wichtig, zusätzlich zu jeder Mahlzeit Getränke
anzubieten. Als Durststiller eignen sich Kräuter- und Früchtetees, Mineralwasser und verdünnte Säfte.
Häufig haben ältere Menschen auch Vorbehalte gegen reichliche Flüssigkeitszufuhr, weil sie den häufigen Gang zur Toilette
(besonders nachts) fürchten. Ein einfühlsames und aufklären-
des Gespräch über die Bedeutung einer ausreichenden Flüssigkeitszufuhr kann helfen, Ängste abzubauen und Lösungs-
wege zu finden.

Das sichtbare Aufstellen ist eine Erinnerungshilfe, ausreichend
zu trinken. Eine jeweilige Kost sollte durch die bewußte Auswahl
von flüssigkeitsreichen Lebensmitteln ergänzt werden. Obstsa-
late oder Obstkompotte, Melonen bieten sich als Nachtisch oder
Zwischenspeisen an. Salate z. B. Tomatensalat, Paprikasalat, Ap-
fel-Möhrenrohkost sind ebenfalls flüssigkeitsreiche Lebensmittel und sollten vermehrt angeboten werden. Ermutigung zu
mehr Flüssigkeitsaufnahmen und ständige Erinnerung daran
helfen, die Trinkgewohnheiten zu ändern.

Ursachen und Folgen von Flüssigkeitsmangel

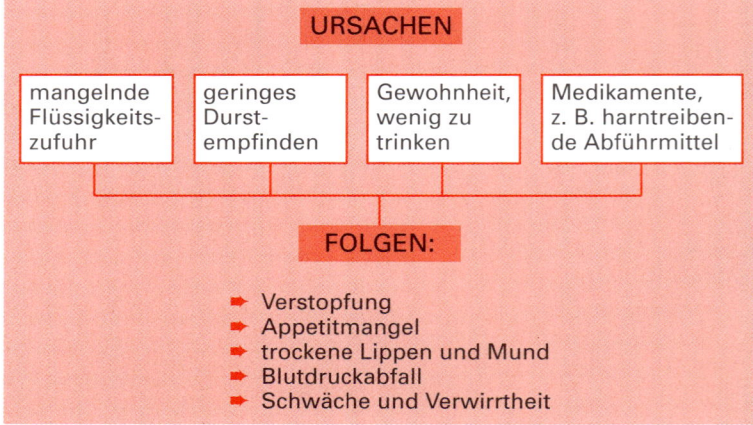

Bereits ein Wasserverlust von 10 % des Körpergewichts ruft schwere Krankheitserscheinungen hervor (z. B. Blutdruckabfall, Schwäche, Verwirrtheit).
Ein Wasserverlust von 15 bis 20 % des Körpergewichts kann bereits tödlich sein.

Bei starkem Schwitzen ist es wichtig, den Salzverlust auszugleichen. Geeignet sind dafür z. B. entfettete Fleischbrühe, Gemüsebrühe, Salzstangen.

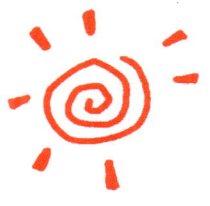

Flüssigkeitsreiche Lebensmittel

Lebensmittel pro 100 g	Wasseranteil in g
Honigmelone	94
Wassermelone	93
Tomaten, roh	93
Paprika, roh	92
Buttermilch	90,5
Vollmilch	87,7
Joghurt, 3,5 %	87
Apfelsine	86
Apfel	84
Kartoffeln, gekocht	78

Wasseranteil in %

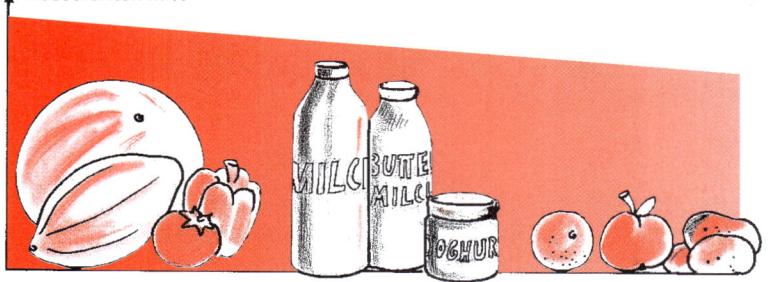

Wassergehalt ausgewählter Lebensmittel

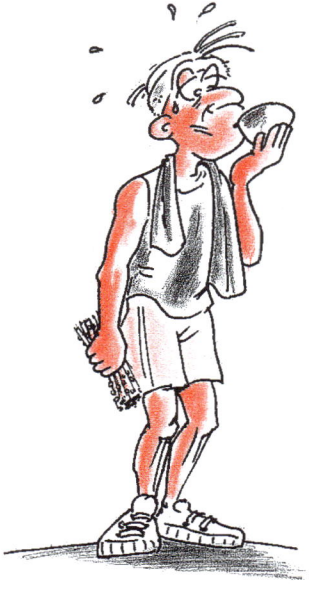

Tips und Ernährungstricks

- empfohlene Flüssigkeitszufuhr mindestens 1 bis 1,5 Liter **zusätzlich** zur Nahrung
- Anbieten von Fruchtsäften, Tee, Mineralwasser auch bei Hauptmahlzeiten
- sichtbares Aufstellen von Getränken, Einrichten von Teeküchen
- Anbieten von flüssigkeitsreichen Lebensmitteln
- auch bei Fieber benötigt der Körper mehr Flüssigkeit, der Bedarf kann dann bis zu 3 Liter pro Tag betragen
- durch Schwitzen kann der Körper bis zu 1,5 Liter Schweiß pro Stunde verlieren
- bei Diabetes mellitus besteht ebenfalls ein erhöhter Wasserbedarf
- zur Flüssigkeitsaufnahme ermutigen, niemals zwingen
- Getränke am besten in Zimmertemperatur anbieten

Flüssigkeitszufuhr über den Tag verteilen.

Schwarzer Tee und Kaffee sowie Alkohol regen die Wasserausscheidung an. Es muß dann mehr Flüssigkeit über andere Quellen (Mineralwasser, Obst, Gemüsesäfte) zugeführt werden.

1 Tasse schwarzer Tee erfordert
2 Tassen Wasser.

1 Tasse Kaffee erfordert
1 Tasse Wasser
zum Ausgleich der erhöhten Wasserausscheidung.

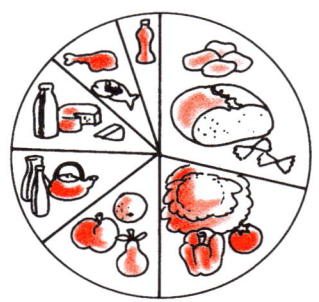

3.3 Der Lebensmittelkreis

Die DGE (Deutsche Gesellschaft für Ernährung) hat Lebensmittel in sieben Gruppen eingeteilt. Die Lebensmittel einer Gruppe haben jeweils gemeinsame Eigenschaften. Die Lebensmittelgruppen sind in einem Kreis angeordnet, der symbolisieren soll, daß alle Lebensmittelgruppen **zusammen** zu einer gesunden Ernährung beitragen. Täglich sollten aus jeder Gruppe des Lebensmittelkreises Lebensmittel ausgewählt und gegessen werden.

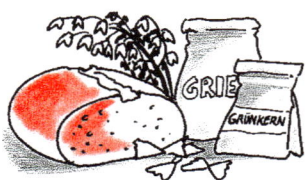

Gruppe 1: Brot, Backwaren, Nährmittel, Kartoffeln

Diese Lebensmittel zählen zu den Grundnahrungsmitteln. Sie sind die Hauptlieferanten von Kohlenhydraten, Ballaststoffen, Vitaminen und Mineralstoffen. Zu den wichtigsten Getreidearten zählen Weizen, Roggen, Gerste, Hafer und Dinkel.
Brot liefert den Hauptanteil der B-Vitamine und wichtige Ballaststoffe.

Mehl
Je niedriger die Typenzahl ist, desto **heller** ist das Mehl. Je höher die Typenzahl ist, desto **dunkler** ist das Mehl, desto höher ist der Anteil an Ballaststoffen, Vitaminen und Mineralstoffen.
Reisangebot im Handel:
• Langkornreis
• Rundkornreis (Milchreis)
• Parboiled Reis
• Schnellreis benötigt durch Vorbehandlung nur ca. 10 Minuten Garzeit
Die Kartoffel ist eine Knolle, die es in sich hat.
Inhaltsstoffe (pro 100 g):
291 kJ (70 kcal)
15,4 g Kohlenhydrate
2,5 g Ballaststoffe
2,0 g Eiweiß
400 mg Kalium
14 mg Vitamin C

> **Ernährungsempfehlungen:**
> täglich 250 g bis 300 g Brot, möglichst Vollkornbrotsorten wählen
> 200 g gekochte Kartoffeln oder 50 g ungekochte Nährmittel
> 20 g Getreideflocken

Nährmittel sind Teigwaren, Reis, Graupen, Grieß, Grünkern und Hafer. Hafer hat von den Getreiden den höchsten Fettgehalt. Haferflocken haben vor allem als Frühstücksflocken (Müsli) und für Breie und Suppen Bedeutung.

Kartoffeln zählen zu den wichtigsten Grundnahrungsmitteln. Kartoffeln sind reich an Kohlenhydraten und Mineralstoffen. Sie sind eine gute Kaliumquelle und enthalten Magnesium und Vitamin C.

Gruppe 2: Gemüse und Gemüseprodukte, Hülsenfrüchte

Gemüse ist ein wichtiger Vitamin-, Mineral- und Ballaststofflieferant.

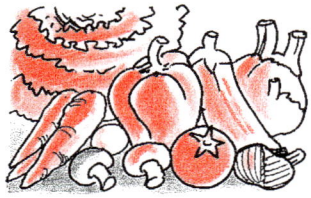

Rohe Bohnen sind giftig. Sie müssen vor dem Verzehr gekocht werden.

> **Ernährungsempfehlungen:**
> täglich 300 g (bezogen auf rohes, ungeputztes Gemüse) möglichst je nach Saison essen
> dunkelgrünes, dunkelgelbes oder rotes Gemüse vorziehen
> die Hälfte des Gemüses als Rohkost verzehren

Gemüse wird vorwiegend gekocht verzehrt. Als Rohkost sollte es bei Verdauungsbeschwerden fein zerkleinert, gegebenenfalls als blanchiertes Gemüse angeboten werden.

Hülsenfrüchte sind getrocknete Samen von Bohnen, Erbsen, Linsen und anderen. Hülsenfrüchte haben einen hohen Eiweißgehalt, sind reich an Vitaminen, Mineralstoffen und Ballaststoffen. Der Fettgehalt ist niedrig, nur bei Sojabohnen und Erdnüssen ist er hoch. Sprossen sind gekeimte Hülsenfrüchte, die leichtverdauliche Eiweiße enthalten.

Sojabohnen enthalten wertvolles Eiweiß. Sie sind mit einem Eiweißgehalt von 40 % tierischen Produkten vergleichbar.

Sojaöl ist Hauptbestandteil vieler Margarinen.

Gruppe 3: Obst

Frisches **Obst** enthält vor allem wichtige Vitamine, Mineralstoffe und Ballaststoffe. Hauptbestandteil des Obstes ist (außer bei Schalenobst) Wasser. Obst ist der wichtigste Vitamin-C-Lieferant, es trägt aber auch zur Versorgung mit B-Vitaminen bei.

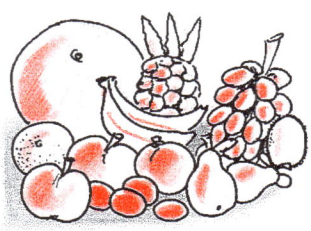

> **Ernährungsempfehlungen:**
> täglich 300 g (bezogen auf ungeputzte Ware) frisches Obst möglichst entsprechend der Saison essen

Sortengemäß und je nach Lagerung ist der Anteil an den jeweiligen Vitaminen und Ballaststoffen unterschiedlich. Außer Kernobst und Schalenobst eignet sich Obst nicht zur Lagerung und muß zur Haltbarmachung verarbeitet werden.

Obst ist in Handelsklassen eingeteilt, nach äußeren Merkmalen, die nichts über die Inhaltsstoffe aussagen.

Extra: ausgesuchte Ware, frei von jedem Makel

Handelsklasse I: wie bei Extra, jedoch mit kleinen oberflächlichen Fehlern

Handelsklasse II: gute Ware, mit etwas größeren Haut- und Oberflächenfehlern

Handelsklasse III: nur für industrielle Zwecke, auch kleine Früchte sind zugelassen; wird normalerweise im Einzelhandel nicht angeboten

Gruppe 4: Getränke

Die Gruppe der Getränke setzt sich aus alkoholfreien, alkoholhaltigen und koffeinhaltigen Getränken zusammen. Hauptbestandteil der Getränke ist Wasser. Der Nährwert der Getränke unterscheidet sich je nach Produkt erheblich.

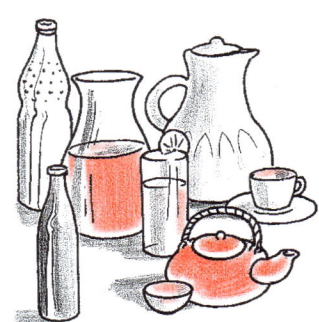

> **Ernährungsempfehlungen:**
> täglich mindestens 1,5 bis 2 Liter trinken
> Mineralwasser, Kräuter- und Früchtetee sowie verdünnte Obst- und Gemüsesäfte eignen sich vorzüglich zur Deckung des täglichen Flüssigkeitsbedarfs

Alkoholfreie Getränke sind Frucht- und Gemüsesäfte, Limonaden, Brausen, Mineral- und Tafelwässer sowie alkoholfreie Biere.

Mineral- und Quellwässer eignen sich besonders gut als Durstlöscher und zur Verdünnung von Frucht- und Gemüsesäften.

Fruchtnektare, Fruchsaftgetränke, Limonaden und Brausen enthalten vergleichsweise viel Zucker bei relativ geringem Vitamingehalt. Als Alternative bieten sich Fruchtsäfte an, die mit Mineralwasser verdünnt wurden.

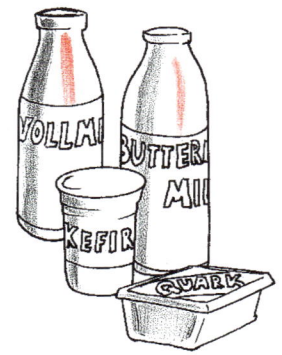

Sie haben keinen Energiewert. Bei natriumarmer Ernährungsweise ist auf den Natriumgehalt der Wässer zu achten.

Alkoholfreie Biere unterscheiden sich vom alkoholhaltigen Bier durch einen sehr geringen Alkoholgehalt: weniger als 0,5 %.

Alkoholische Getränke sind nicht im Ernährungskreis aufgenommen. Bier und Wein sind alkoholische Getränke, die durch alkoholische Gärung gewonnen werden. Spirituosen werden durch Brennverfahren aus alkoholhaltigen Getränken hergestellt.

Koffeinhaltige Getränke – Kaffee und Tee – enthalten in unterschiedlicher Menge Koffein, das eine stimulierende Wirkung auf das zentrale Nervensystem hat.

Gruppe 5: Milch und Milchprodukte

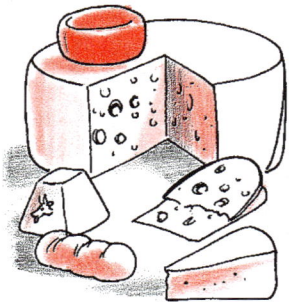

Milch und Milchprodukte sind die wichtigsten Kalziumlieferanten in unserer Nahrung. Milch enthält fast alle für den Menschen wichtigen Nährstoffe. Milch setzt sich zusammen aus: 3,3 bis 3,5 % Eiweiß, 3,1 bis 4,1 % Fett, 4,7 % Milchzucker, 0,7 % Mineralstoffen und Vitaminen. Das Milcheiweiß besitzt hohe biologische Qualität, das Milchfett hat eine günstige Fettsäurezusammensetzung, der Milchzucker wirkt positiv auf den Darm.

> **Ernährungsempfehlungen:**
> täglich 250 ml Milch oder 250 g gesäuerte Milchprodukte
> 200 ml Buttermilch oder 90 g Magerquark
> 50 g Käse (oder Wurst)
> fettarme Milchprodukte vorziehen

Der Fettgehalt von Käse wird auf die Trockenmasse (Fett i. Tr.) bezogen. Der absolute Fettgehalt ändert sich während der Reifung durch Wasserverdunstung. Der Fettgehalt der Trockenmasse bleibt jedoch konstant. Für die Praxis gilt: Der absolute Fettgehalt ist ca. die Hälfte des Fettgehaltes der Trockenmasse.

Milcherzeugnisse werden in die Gruppen gesäuerte Milcherzeugnisse, Sahneerzeugnisse, Kondensmilcherzeugnisse, Trockenmilcherzeugnisse, Käse und Käseerzeugnisse eingeteilt. Käse ist Milch in „konzentrierter Form" und enthält wertvolles Milcheiweiß, Fette, Kalzium und fettlösliche Vitamine.

Gruppe 6: Fleisch, Geflügel, Eier, Fisch

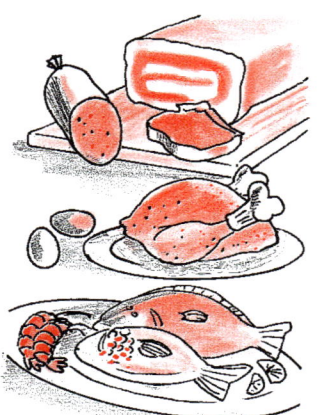

Fleisch enthält je nach Tierart, Alter und Fütterung unterschiedliche Mengen an Fett und Eiweiß. Es liefert wertvolles Eiweiß, Mineralstoffe, hier vor allem Eisen, das besonders gut vom Körper aufgenommen werden kann.

> **Ernährungsempfehlungen:**
> höchstens zwei- bis dreimal wöchentlich 100 bis 150 g mageres Fleisch oder 150 g Fischfilet
> täglich höchstens 50 g magere Wurst (oder 50 g Käse)
> höchstens drei Eier pro Woche

Fleischerzeugnisse haben einen unterschiedlichen Nährwert, der sich nach den verwendeten Zutaten, vor allem dem Anteil an Fettgewebe, richtet. Wurstwaren werden aus zerkleinertem Fleisch, Fettgewebe, Gewürzen und weiteren Zutaten hergestellt.

Geflügel (Hühner, Enten, Gänse, Puten, Perlhühner, Wachteln) hat in der Regel (außer Mastgans und Ente) fettärmeres Fleisch als Schlachttiere. Geflügel enthält wie Fleisch wertvolles Eiweiß, Mineralstoffe und Vitamine, jedoch weniger Eisen.

Eier besitzen wertvolle Nährstoffe. Der Eiweißgehalt ist im Eigelb höher als im Eiklar, die biologische Wertigkeit entspricht Fleisch-, Milch- und Fischeiweiß. Das Eiklar enthält kaum Fett, jedoch wasserlösliche Vitamine. Der Dotter hingegen ist fettreich und enhält ca. 270 mg Cholesterin pro Eigelb, außerdem fettlösliche Vitamine.

Fische sind wertvolle Eiweißlieferanten. Schon mit 200 g Fischfilet wird der tägliche Eiweißbedarf gedeckt. Eine herausragende Bedeutung nehmen Seefische bei der Jod- und Selenversorgung ein. Das Fett der Seefische enthält wertvolle Fischöle, die eine positive Wirkung auf den Cholesterinspiegel haben.

Fischerzeugnisse umfassen eine Vielfalt an Produkten, die je nach Zubereitungsart sehr fettreich sein können. Je nach Fischart und Zubereitungsweise liefern sie aber ebenfalls wertvolles Eiweiß, Mineralstoffe, Fischöle und Vitamine.

Bei Geflügel gilt:
Vorsicht vor Salmonellen. Gefrorenes Geflügel nur im Kühlschrank auftauen und das Auftauwasser wegschütten. Geflügel immer sehr gut durchgaren, damit Krankheitserreger vollständig abgetötet werden.

Ein Ei (bezogen auf Gewichtsklasse 4) enthält:
ca. 7 g Eiweiß, 6 g Fett, Spuren von Kohlenhydraten, alle Mineralstoffe und Vitamine außer Vitamin C.
1 Portion Schellfisch (200 g) deckt den Jodbedarf von 10 Tagen.

Krebstiere und Weichtiere haben wertvolles Eiweiß und einen niedrigen Fettgehalt. Dennoch ist ein mäßiger Verzehr ratsam, weil ihr Cholesterin- und Puringehalt sehr hoch ist.

Gruppe 7: Fette und Öle

Fette und Öle können sowohl pflanzlicher als auch tierischer Herkunft sein. Fette und Öle sind Träger der fettlöslichen Vitamine A, D, E und K und der Geschmacksstoffe.

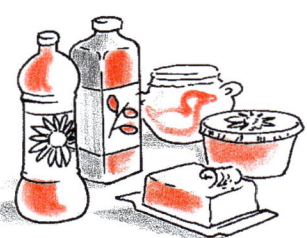

> **Ernährungsempfehlung:**
> täglich nicht mehr als 25 g Streichfett
> 10 g Öl – kaltgeschlagene Öle mit Linolensäure vorziehen
> Gesamtfettmenge täglich nicht über 65 g
> pflanzliche Fette vorziehen

Pflanzliche Fette und Öle enthalten wichtige ungesättigte und mehrfach ungesättigte Fettsäuren, die der Körper nicht selbst bilden kann, so z. B. die Linolensäure.

Tierische Fette
Als wichtigstes tierisches Fett gilt die Butter. Butter besitzt einen hohen Anteil an kurzkettigen Fettsäuren und ist leicht verdaulich, da sie ein natürliches Gemisch aus Wasser und Fett ist. Tierische Fette enthalten kaum mehrfach ungesättigte Fettsäuren und sind mit Ausnahme von Butter schwer verdaulich. Sie sind daher für die Ernährung des alten Menschen wenig geeignet.

Pflanzliche Fette und Meeresfische enthalten viel ungesättigte, essenzielle Fettsäuren.

Butter hat einen Cholesteringehalt von 250 mg pro 100 g.

Angebotsformen von Margarine:
- Haushaltsmargarine besteht meist aus tierischen und pflanzlichen Fetten.
- Pflanzenmargarine muß mindestens 97 % Pflanzenfette enthalten.
- Diätmargarine hat einen hohen Linolsäuregehalt.
- Halbfettmargarine hat einen Fettanteil von 40 bis 43 %, für Braten, Bakken und Kochen ist sie ungeeignet.

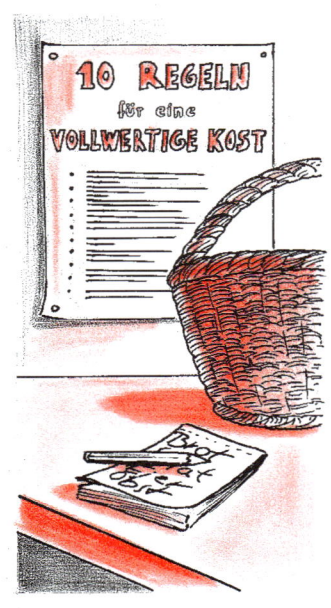

3.4 Vollwertige Kost nach den Richtlinien der DGE

Die **vollwertige Kost** ist eine Ernährungsform, die bedarfs-deckend ist und den Körper mit allen lebensnotwendigen Nähr-stoffen versorgt. Nicht das Nahrungsmittel an sich ist vollwertig, sondern die ausgewogene Ernährung insgesamt. Im Gegensatz zur Vollwert-Ernährung ist die vollwertige Ernährungsweise eine Mischkost, die Fleisch, Wurst, Eier und Fisch zwar nicht jeden Tag, aber als wichtige Eiweißlieferanten empfiehlt. Bei der vollwerti-gen Kost sind Süßigkeiten in kleinen Mengen zugelassen.
Die 10 Regeln der DGE sind Hilfen für die Auswahl der Lebens-mittel. Sie bieten eine praktische Anleitung, die einfach anzu-wenden ist und eine optimale Versorgung des Körpers mit allen notwendigen Nährstoffen gewährleistet.

Vollwertig essen und trinken nach den 10 Regeln der DGE

Die vollwertige Kost ist wohl-schmeckend und beugt er-nährungsabhängigen Krank-heiten vor.

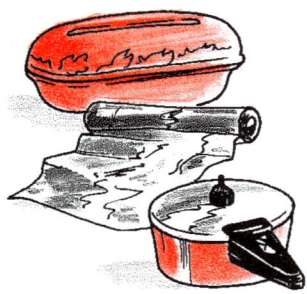

1. Vielseitig essen
Nutzen Sie die Vielfalt an saisonalen und regionalen Lebens-mitteln. Abwechslungsreiches Essen schmeckt nicht nur, son-dern versorgt den Körper auch mit allen notwendigen Nährstoffen. Gesundheit und Leistungsfähigkeit bleiben so erhalten. Es gibt keine „ungesunden" oder gar „verbotenen" Lebensmittel, es kommt immer auf die Menge, Auswahl und Zusammenstellung an.

2. Getreideprodukte – mehrmals am Tag und reichlich Kartoffeln
Brot, Nudeln, Reis, Getreideflocken, vorzugsweise aus Vollkorn, sowie Kartoffeln sind fettarm, reich an Vitaminen, Mineral-stoffen, Ballaststoffen, Aroma- und Geschmacksstoffen. Sie gel-geten als Grundnahrungsmittel, da diese Lebensmittel Haupt-lieferant der Kohlenhydrate sind und damit einen Großteil der täglichen Energiezufuhr decken.

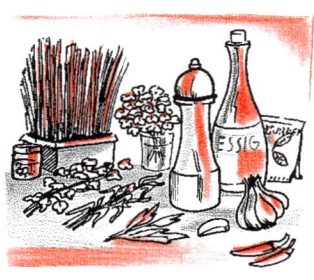

3. Gemüse und Obst – Nimm „5" am Tag
Täglich sollten fünf Portionen Gemüse und Obst verzehrt wer-den. Möglichst frisch, nur kurz gegart oder auch als Saft, als Salat, zu den Hauptmahlzeiten und als Zwischenmahlzeit. Gemüse und Obst versorgen den Körper mit reichlich Vitaminen, Mineralstoffen, Ballaststoffen und sekundären Pflanzenstoffen.

Zucker befindet sich in vie-len Lebensmitteln, z. B. in Ketchup, Gemüsekonser-ven, Fertiggerichten, Cola- und Limonadengetränken.

4. Täglich Milch und Milchprodukte, einmal in der Woche Fisch; Fleisch, Wurstwaren sowie Eier in Maßen
Diese Lebensmittelgruppen enthalten wertvolle Nährstoffe, z.B. Kalzium in Milch, Jod, Selen und Omega-3-Fettsäuren in See-

fisch. Fleisch ist ein wichtiger Lieferant an hochwertigem Eiweiß, Vitaminen B_1, B_6, B_{12} und Eisen. Kein anderes Lebensmittel enthält diese günstige Kombination an Eiweiß, B-Vitaminen und leicht verfügbarem Eisen. Fleisch ist ein wertvolles Lebensmittel; wöchentlich sind 300 bis 600g ausreichend, wobei vorzugsweise fettarme Produkte verwendet werden sollten.

5. Wenig Fett und fettreiche Lebensmittel

Fett ist ein Aromaträger, fettreiche Lebensmittel schmecken deshalb oft besonders gut. Zu viel fettreiche Nahrung führt langfristig zu Übergewicht, fördert Herz-Kreislauferkrankungen und Krebsentstehung. Deshalb sollte die Fettzufuhr 70-90 Gramm, vorzugsweise in Form von Pflanzenfetten, täglich nicht überschreiten. Diese Fettmenge ist ausreichend, um den Körper mit lebensnotwendigen Fettsäuren und fettlöslichen Vitaminen zu versorgen. Achten Sie auf „versteckte" Fette in Süßwaren, Gebäck, Milchprodukten und Fleischerzeugnissen.

6. Zucker und Salz in Maßen

Zucker und zuckerhaltige Lebensmittel schmecken vielen Menschen gut. Diese Lebensmittel sollten nur gelegentlich verzehrt werden. Speisen sollten vorzugsweise mit Kräutern, Gewürzen und wenig Salz zubereitet werden. In jedem Falle sollte jodiertes Speisesalz verwendet werden.

7. Reichlich Flüssigkeit

Wasser ist absolut lebensnotwendig. Täglich sollten mindestens 1,5 Liter getrunken werden. Vorzugsweise sollten Wasser, Mineralwasser, verdünnte Obstsäfte, Kräuter- oder Früchtetee getrunken werden. Alkoholische Getränke sollten nur gelegentlich und dann in kleinen Mengen konsumiert werden (bei Männern z.B. 0,5 l Bier oder 0,25 l Wein oder 0,06 l Branntwein pro Tag, bei Frauen die Hälfte davon. Dies entspricht etwa 20 g bzw. 25 ml reinem Alkohol).

8. Schmackhaft und schonend zubereiten

Speisen möglichst bei niedrigen Temperaturen und kurz garen, wenn möglich mit wenig Wasser und wenig Fett. So werden der natürliche Geschmack und die Nährstoffe erhalten und die Bildung von schädlichen Verbindungen verhindert.

9. Nehmen Sie sich Zeit, genießen Sie Ihr Essen

Das Auge ißt mit. Essen ohne Zeitdruck schmeckt nicht nur besser, sondern ist auch gesünder. Ausreichende Zeit beim Essen fördert das Sättigungsempfinden.

10. Achten Sie auf Ihr Gewicht und bleiben Sie in Bewegung

Mit dem richtigen Gewicht steigern Sie Ihr Wohlbefinden, reichlich Bewegung hilft Ihnen, Ihr Wohlfühlgewicht zu halten oder zu bekommen. Mit Bewegung bleiben Sie in Schwung. Tun Sie etwas für Fitneß, Wohlbefinden und Figur.

Obstsalat
Zutaten (pro Person):
60 g Apfel
75 g Apfelsine
5 g Walnußkerne
15 g Datteln
15 g Feigen
10 g Honig
1/2 Teelöffel Zitronensaft
Obst zerkleinern und mit Honig und Zitronensaft vermengen.
Nährwert: 882 kJ, 6,9 g Ballaststoffe

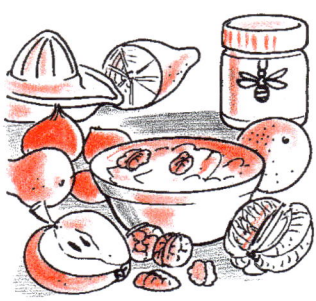

Ungesüßter schwarzer Tee und Kaffee sollten wegen ihres Koffeingehaltes in Maßen getrunken werden.

Weil das Blut nach einer Mahlzeit zu den Verdauungsorganen fließt, werden wir nach dem Essen müde. Bewährtes Sprichwort: „Nach dem Essen sollst du ruhn oder tausend Schritte tun."

Wasserlösliche Vitamine werden durch Wässern ausgelaugt. Beim Kochen wenig Wasser verwenden, Kochwasser weiternutzen.
Vitaminschonende Garverfahren (Beispiele):
• Dampfkochtopf (kurze Garzeit)
• Dämpfen

Die Vollwert-Ernährung be-
ruht auf dem Grundsatz: die
Nahrung so natürlich wie
möglich, so wenig bearbei-
tet wie nötig.

3.5 Vollwert-Ernährung

Die Vollwert-Ernährung berücksichtigt neben gesundheitlichen auch ökologische und soziale Aspekte. Deshalb spricht man in diesem Zusammenhang von einem **ganzheitlichen** Ansatz. Die menschliche Ernährung (und damit auch Ernährungsempfeh-lungen) wird also nicht auf die physiologischen oder die (bio)chemischen Faktoren begrenzt, sondern in einem Bezugs-system Mensch – Umwelt – Gesellschaft betrachtet.

Die jeweiligen Bezugssysteme und die Ernährungsweise stehen in einem **wechselseitigen** Verhältnis zueinander.

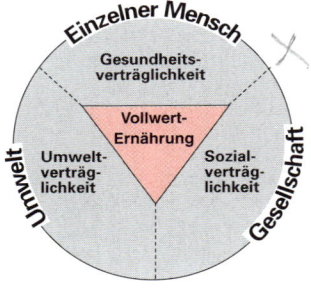

- Die Ernährung nimmt Einfluß auf die individuelle Gesundheit (wie auch der jeweilige Gesundheitszustand bestimmte Ernährungsweisen erfordert);
- die Ernährung wirkt auf die Umwelt (wie auch die Umwelt die Güte der Lebensmittel beeinflußt);
- die Ernährung wirkt auf die Gesellschaft (wie auch die sozia-len Faktoren die Lebensmittelauswahl und -zugänglichkeit beeinflussen).

(v. Koerber, Männle, Leitz-mann, 1994, S. 21)

Vegetarische Kostformen
Sie entsprechen den Grundsätzen der Vollwert-Ernährung. Bei sorgfältiger Lebensmittelauswahl wird der Körper mit allen le-bensnotwendigen Nährstoffen versorgt. Drei Formen der vege-tarischen Kost werden unterschieden.

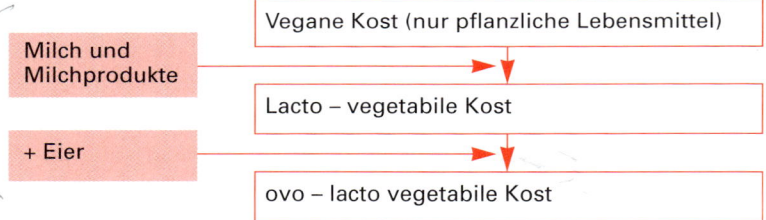

Die Ernährung muß nicht nur gesundheitsverträglich, sondern auch umwelt- und sozialverträglich sein.

Ziele der Vollwert-Ernährung sind

- Sicherung und Erhaltung der Gesundheit und des Wohlbe-findens (als Voraussetzung für Lebensqualität und Leistungs-fähigkeit),
- Beitrag zur Schonung von Umwelt und natürlichen Ressour-cen,
- weltweit soziale und gerechte Verteilung der Nahrungsmittel.

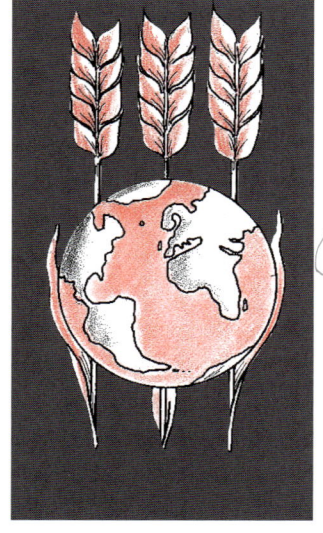

Damit die Ziele der Vollwert-Ernährung erreicht werden, sind 12 Grundsätze entwickelt worden, die praktische Hilfe bei der Lebensmittelauswahl und -zubereitung geben. Die Grundsätze orientieren sich dabei an den Kriterien der Gesundheitsverträg-lichkeit, Sozialverträglichkeit und der Umweltverträglichkeit. Sie sind als Empfehlungen zu verstehen, die nicht den Charakter von Verboten haben. Vollwert-Ernährung soll schmecken, die Ge-sundheit fördern und darüberhinaus die Freude am Essen wecken.

Grundsätze der Vollwert-Ernährung

1. Bevorzugung pflanzlicher Lebensmittel und Milchprodukte

2. Bevorzugung gering verarbeiteter Lebensmittel

3. die Hälfte der Lebensmittel als unerhitzte Frischkost verzehren

4. Zubereitung der Speisen mit schonenden Garverfahren und wenig Fett

5. Vermeidung von Nahrungsmitteln mit Zusatzstoffen (z. B. mit Farbstoffen, Konservierungsstoffen, Geschmacksverstärkern)

6. Vermeidung von Lebensmitteln, die durch bestimmte Technologien hergestellt wurden (z. B. Gentechnologie, Bestrahlung)

7. möglichst ausschließliche Verwendung von Lebensmitteln aus anerkannt ökologischer Landwirtschaft

8. Vorzug von regional und entsprechend der Jahreszeit erzeugten Lebensmitteln

9. Bevorzugung unverpackter oder umweltschonend verpackter Lebensmittel

10. Vermeidung bzw. Verhinderung der allgemeinen Schadstoffbelastung durch Verwendung umweltverträglicher Produkte und Technologien

11. geringer Fleischverzehr und dadurch Verminderung von Veredelungsverlusten

12. Vorzug von Lebensmitteln, die unter sozialverträglichen Bedingungen erzeugt, verarbeitet und vermarktet werden

nach: v. Koerber, Männle, Leitzmann, Vollwert-Ernährung 8. Auflage, 1994

Forderung der Sozialverträglichkeit:
Unsere Ernährungsweise darf nicht zu Lasten anderer gehen. Niemand soll durch ungerechte Nahrungsmittelverteilung hungern.

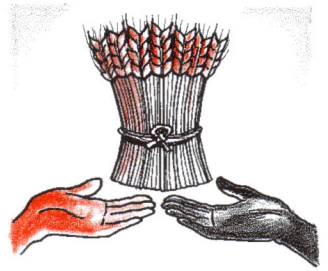

Forderung der Gesundheitsverträglichkeit:
Eine Ernährungsweise muß gesundheitsverträglich und gesundheitsförderlich sein. Das bedeutet, daß eine Ernährungsweise den Körper mit allen notwendigen Nährstoffen versorgen muß. Die physische und psychische Gesundheit muß erhalten werden, und die Kost soll auch wohlschmeckend sein.

Forderung der Umweltverträglichkeit:
Eine Ernährungsweise muß ökologisch sinnvoll und verträglich sein, positiven Einfluß nehmen auf die
• Produktionsweise (Landwirtschaft),
• Vermarktung (z. B. Transportwege) und
• Verarbeitung (z. B. geringer Energieaufwand in der Nahrungsmittelindustrie und im Haushalt).

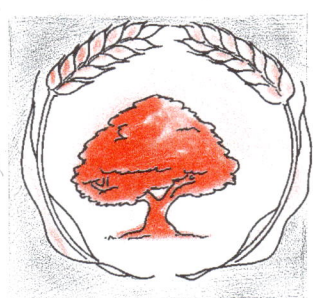

Die Lebensmittel werden in 4 „Wertstufen" eingeteilt unter Berücksichtigung von Gesundheitsverträglichkeit, Umweltverträglichkeit und Sozialverträglichkeit.
Wertstufe 1 und 2 sind „sehr empfehlenswerte" Lebensmittel, Stufe 3 „weniger empfehlenswert" und Stufe 4 „nicht empfehlenswert". Die Auswahl der Lebensmittel sollte je hälftig aus Wertstufe 1 und 2 erfolgen. Lebensmittel der Wertstufe 3 sollten nur selten verzehrt, die der Wertstufe 4 möglichst vermieden werden. Generell sollten pflanzliche Lebensmittel bevorzugt, Fleisch, Fisch, Eier in mäßigen Mengen verzehrt werden.

Fleisch und Fleischprodukte sind meist sehr fettreich. Die Veredelungsverluste bei der Herstellung sind hoch. Sie sind ein wahres Luxusgut. Angesichts des Hungers in der Welt sollte darüber nachgedacht werden, ob die Nahrungsmittelenergie nicht sinnvollerweise direkt für den menschlichen Verzehr verwendet werden sollte und nicht über den „Umweg" der tierischen Produkte.

Beim Einkaufen auf „versteckte Zucker" achten. So enthalten Soßen, Gemüsekonserven, Fertigmüslis, Fertiggerichte häufig Zucker und sind schon aus diesem Grund zu meiden.

Frischkornmüsli:
Grundrezept (pro Person)
60 g Getreide (außer Hafer)
70 g Milch oder Milchprodukte
150 g Obst
10 g Nüsse
(Rosinen, Vanille, Zimt)
Getreide schroten und über Nacht in Wasser einweichen. Am nächsten Tag ggf. Wasser abgießen, Milch oder Milchprodukte zugeben, mit Obst der Jahreszeit vermischen und nach Belieben abschmecken.

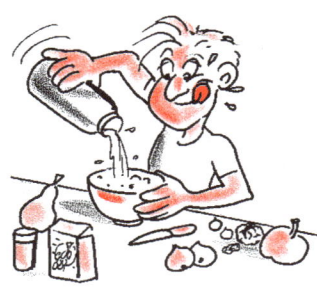

Hafer eignet sich nicht zum Einweichen über Nacht, da er leicht bitter wird.

Hinweise für die Lebensmittelauswahl

- Getreide und Getreideprodukte aus Vollkorn bevorzugen
- die Hälfte der Nahrung als unerhitzte Frischkost verzehren
- Kartoffeln und Hülsenfrüchte sollten vermehrt in den Speiseplan einbezogen werden
- die Gesamtfettzufuhr sollte auf 70 bis 80 g täglich beschränkt werden; kaltgepreßte Öle, Butter und ungehärtete Pflanzenmargarine sind vorzuziehen
- Fisch, Fleisch und Eier sollten nur gelegentlich verzehrt werden
- als Getränke eignen sich ungechlortes Trinkwasser, kontrolliertes Quellwasser, natürliches Mineralwasser, ungesüßte Kräuter- und Früchtetees
- jodiertes Speisesalz verwenden, aber sparsam, dafür vermehrt Gewürze und Kräuter einsetzen
- zum Süßen frisches Obst, kaltgeschleuderten Honig oder Trockenobst verwenden; Zucker, Süßstoffe und daraus hergestellte Produkte meiden
- Lebensmittel aus ökologischem Anbau vorziehen

Eine Ernährungsumstellung ist nicht immer einfach. Viele Faktoren müssen dabei berücksichtigt werden. Eine Umstellung auf die Vollwert-Ernährung sollte immer **langsam und schrittweise** erfolgen, da es sonst durch den hohen Ballaststoffgehalt zu starken Blähungen kommen kann. Die jeweiligen Ernährungsgewohnheiten und Geschmacksvorlieben sollen berücksichtigt werden.

Tips und Ernährungstricks bei der Umstellung

- plötzliche Umstellung auf ballaststoffreiche Kost vermeiden
- bei Kauproblemen Frischkost (z. B. Frischkornmüsli, Rohkost) sehr fein mahlen bzw. reiben
- schrittweiser Ersatz der Weißmehlprodukte durch Vollkornprodukte
- Erhöhung des Salatanteils in der Kost
- schrittweiser Ersatz von weißem Reis durch Vollkornreis
- zum Frühstück zuerst Haferflockenmüsli, später durch Frischkornmüsli ersetzen
- schrittweise Fleischmahlzeiten reduzieren und durch abwechslungsreiche Gemüsegerichte ersetzen
- als Zwischenmahlzeit Obst und Gemüse verzehren
- erst unerhitzte, dann erhitzte Lebensmittel verzehren
- Speisen genügend kauen, auf ausreichende Flüssigkeitszufuhr achten
- genügend Zeit und Ruhe zum Essen nehmen

Orientierungstabelle für die Vollwert-Ernährung – Empfehlungen für die Lebensmittelauswahl gesunder Erwachsener

Wertstufen	1 sehr empfehlenswert nicht/gering verarbeitete Lebensmittel (unerhitzt)	2 sehr empfehlenswert mäßig verarbeitete Lebensmittel (vor allem erhitzt)	3 weniger empfehlenswert stark verarbeitete Lebensmittel (vor allem konserviert)	4 nicht empfehlenswert übertrieben verarbeitete Lebensmittel und Isolate/Präparate möglichst meiden
Verarbeitungsgrad / Mengenempfehlung	etwa die Hälfte der Nahrungsmenge	etwa die Hälfte der Nahrungsmenge	nur selten verzehren	möglichst meiden
Getreide	gekeimtes Getreide, Vollkornschrot (z. B. Frischkornmüsli), frisch gequetschte Flocken	Vollkornprodukte, z. B. Vollkornbrot, Vollkorngerichte	Nicht-Vollkornprodukte (z. B. Weißbrot, Graubrot, weiße Nudeln, Corn-flakes, weißer Reis)	Getreidestärke (z. B. Maisstärke, Ballaststoffpräparate)
Gemüse Obst	Frischgemüse milchsaures Gemüse Frischobst	erhitztes Gemüse, auch milchsaures erhitztes Gemüse, erhitztes Obst, Tiefkühlgemüse*, -obst*	Gemüsekonserven (z. B. Tomaten in Dosen), Obstkonserven (z. B. Obst in Gläsern)	Vitaminpräparate Mineralstoffpräparate Tiefkühlfertiggerichte
Kartoffeln		gekochte Kartoffeln (möglichst Pellkartoffeln)	Fertigmischungen (z. B. Knödelmischung)	Pommes frites, Chips, Kartoffelstärke
Hülsenfrüchte		gekeimte, blanchierte Hülsenfrüchte, erhitzte Hülsenfrüchte	"Sojamilch", Tofu, Fertigmischungen (z. B. Bratlingsmischungen)	"Sojafleisch" (TVP, Sojaprotein, Sojalezithin)
Nüsse Fette Öle	Nüsse*, Mandeln*, Ölsamen*, (z. B. Sonnenblumenkerne, Sesam) Ölfrüchte* (z. B. Oliven)	geröstete Nüsse*, Nußmuse*, kaltgepreßte, nicht raffinierte Öle*, ungehärtete Pflanzenmargarine mit hohem Anteil an Kaltpreßöl*, Butter*,	gesalzene Nüsse, extrahierte, raffinierte Fette und Öle, ungehärtete Pflanzenmargarinen, Kokosfett, Palmkernfett, Butterschmalz	Nuß(-Nougat)-Creme gehärtete Margarinen
Milch Milchprodukte	Vorzugsmilch	pasteurisierte Vollmilch, Milchprodukte (ohne Zutaten), Käse* (ohne Zusatzstoffe)	H-Milch(produkte), Milchprodukte (mit Zutaten), Käse (mit Zusatzstoffen)	Sterilmilch, Kondensmilch, Milchpulver, Milchzucker, Milch-, Molkenprotein, Milch- und Käseimitate, Schmelzkäse
Fleisch Fisch		Fleisch* (bis 2 x pro Woche), Fisch* (bis 1 x pro Woche), Eier* (bis 2 pro Woche)	Fleischwaren, -konserven, Wurstwaren, -konserven, Fischwaren, -konserven	Innereien
Eier Getränke	ungechlortes Trinkwasser, kontrolliertes Quellwasser, natürliches Mineralwasser	Kräuter-, Früchtetees, verdünnte Fruchtsäfte, verdünnte Gemüsesäfte, Getreidekaffee*	Tafelwasser, Fruchtnektare, Kakao, Bohnenkaffee, schwarzer Tee, Bier, Wein	Eipulver, Limonaden, Cola-Getränke, Fruchtsaftgetränke, Instant-Kakao, Instant-, Sportlergetränke, Spirituosen
Gewürze Kräuter	ganze oder frisch gemahlene Gewürze, frische Kräuter	gemahlene Gewürze, getrocknete Kräuter, jodiertes Meer-*, Kochsalz*	Kräutersalz, Meersalz, Kochsalz	Aromastoffe (natürliche, naturidentische, synthetische) Geschmacksverstärker (Glutamat)
Salz Süßungsmittel	frisches, süßes Obst	Honig* (nicht wärmegeschädigt, verdünnt) Trockenobst* (ungeschwefelt)	Honig (wärmegeschädigt), Trockenobst (geschwefelt), Apfel-, Birnendicksaft, Vollrohrzucker, Ahornsirup, Zuckerrübensirup	isolierte Zucker (z. B. Haushalts-, Trauben-, Fruchtzucker, brauner Zucker), Süßwaren, Süßigkeiten, Süßstoffe

nach: v. Koerber, Männle, Leitzmann, Vollwert-Ernährung, 8. Auflage, 1994, S. 137

* mäßig zu verwenden

Männer haben mehr Muskelmasse, Frauen mehr Fettgewebe.

3.6 Ernährungsempfehlungen für alte und sehr alte Menschen

Durch die Nahrung müssen dem Körper alle lebensnotwendigen Nährstoffe zugeführt werden. Der Bedarf an Nährstoffen wird dabei von folgenden Faktoren beeinflußt:

- Alter
- Geschlecht
- Größe und Gewicht
- stoffwechselaktive Muskelmasse
- körperliche Aktivität
- Gesundheitszustand (z. B. Fieber)
- Klima (Schwitzen)

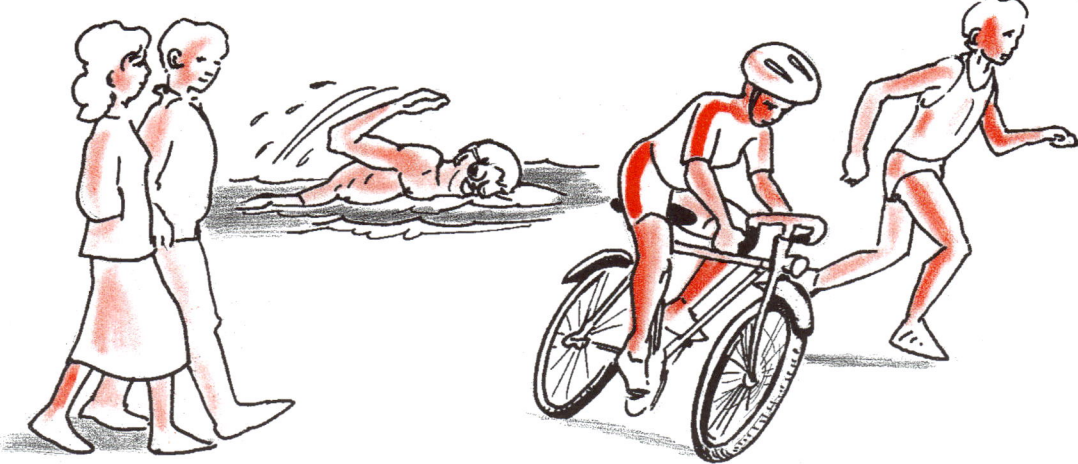

Ein junger Mensch, dessen Körper noch im Wachstum ist, hat einen sehr hohen Energiebedarf. Mit zunehmendem Alter nimmt die stoffwechselaktive Muskelmasse ab, der Energiebedarf sinkt. So hat ein 75jähriger Mensch nur 65 % des Energiebedarfs eines 20jährigen.

Durch Sport und Bewegung wird Muskelmasse aufgebaut. Der Energiebedarf ist erhöht, da Muskelmasse mehr Energie benötigt als das Fettgewebe.

Männer besitzen mehr stoffwechselaktive Muskelmasse, sie haben deshalb einen höheren Bedarf an Energie und Nährstoffen als Frauen.

Muskelmasse wird auch als „fettfreie Körpermasse" bezeichnet.

Je mehr Muskelmasse ein Mensch besitzt, desto mehr Nährstoffe und Energie benötigt er, um seinen Körper funktionsfähig zu erhalten.

Allgemein spielen bei uns klimatische Bedingungen eine untergeordnete Rolle. Durch entsprechende Kleidung und Wohnung ist der Körper hinreichend gegen klimatische Einflüsse geschützt.

Körperliche Aktivität läßt den Energiebedarf ansteigen. Bei Ausdauersport besteht ein zusätzlicher Bedarf an Eiweiß und Kohlenhydraten für den Aufbau von Muskelmasse.

Bestimmte Erkrankungen verändern den Nährstoffbedarf, so erhöht z. B. Fieber den Grundumsatz und damit den Gesamtenergiebedarf.

Klimatische Bedingungen wirken sich sowohl auf den Flüssigkeitsbedarf als auch auf den Grundumsatz aus. So erhöht sich der Flüssigkeitsbedarf bei hohen Temperaturen. Durch Schwitzen verliert der Körper Salze, die dem Körper wieder zugeführt werden müssen. In tropischen Klimazonen ist der Grundumsatz **erniedrigt,** in kälteren hingegen **erhöht.**

In Extremsituationen (z. B. Holzfäller in Alaska, Feldarbeiter in Afrika) müssen die klimatischen Bedingungen unbedingt berücksichtigt werden.

Die Deutsche Gesellschaft für Ernährung gibt folgende Empfehlungen für die tägliche Nährstoffzufuhr (65 J. und älter):

		Frauen	Männer
Energie	kcal	1800	2300
	MJ	7,5	7,9
Nährstoffe			
Eiweiß (g)		44	54
Wasser (ml)		2250	2250
Mineralstoffe			
Natrium (mg)		550	550
Kalium (mg)		2000	2000
Kalzium (mg)		1000	1000
Phosphor (mg)		700	700
Magnesium (mg)		300	350
Eisen (mg)		10	10
Selen (µg)		30-70	30-70
Jod (µg)		180	180
Zink (mg)		70	10
Kupfer (mg)		1,0-1,5	1,0-1,5
Mangan (mg)		2,0-5,0	2,0-5,0
Vitamine			
Vitamin A (mg)		0,8	1,0
Vitamin E (mg)		11	12
Vitamin K (µg)		65	80
Vitamin B_1 (mg)		1,0	1,0
Vitamin B_2 (mg)		1,2	1,2
Niacin (mg)		13	13
Vitamin B_6 (mg)		1,2	1,4
Folsäure (µg)		400	400
Vitamin B_{12} (µg)		3	3
Vitamin C (mg)		100	100

Quelle: Referenzwerte für die Nährstoffzufuhr, 2000

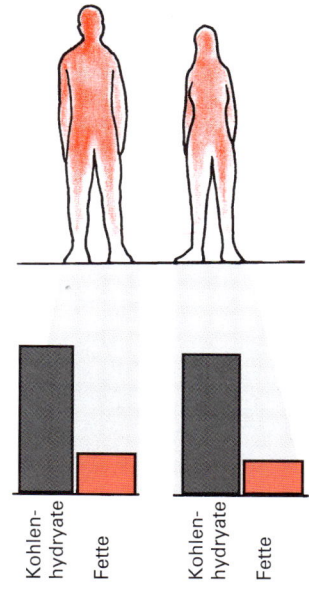

Kohlen-hydrate · Fette · Kohlen-hydrate · Fette

Bis heute gibt es noch keine allgemein anerkannten Empfehlungen für „junge" Alte und Hochbetagte.
Die Empfehlungen schließen alle über 65 Jahre alten Menschen ein.

Für Kohlenhydrate gelten folgende Empfehlungen:
Kohlenhydrate sollen 55 bis 60 % des Energiebedarfs decken.
Für Fette gelten die Empfehlungen:
nicht über 30 % des Energiebedarfs.

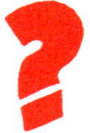

Aufgaben

1 Beschreiben Sie die sichtbaren körperlichen Veränderungen, die im Alter auftreten. Überlegen Sie, welche Auswirkungen diese auf die Ernährung haben.

2 Sie sollen eine Kost für einen Menschen mit Kau- und Schluckproblemen zusammenstellen. Worauf müssen Sie bei der Lebensmittelauswahl achten?

3 Unter Verstopfung leidet nahezu jeder zweite ältere Mensch. Wie würden Sie die Kost zusammenstellen, die Verstopfung entgegenwirkt? Was ist dabei zu beachten?

4 a) Berechnen Sie anhand einer Überschlagsrechnung den Energiebedarf einer 70jährigen Frau, die 65 kg wiegt. Sie verrichtet für 8 Stunden eine leichte Arbeit.

   b) Ihre Kost setzt sich zu 55 % aus Kohlenhydraten, 30 % Fett und 15 % Eiweiß zusammen. Wieviel Gramm Kohlenhydrate, Fette und Eiweiß nimmt sie dann zu sich?

5 Ein älterer Mann beklagt sich über Müdigkeit, schlechte Wundheilung und häufige Erkältungen. Er ist sonst gesund und nimmt keine Medikamente.
   a) Auf welchen Mangel lassen diese Symptome schließen? (In einem Gespräch haben Sie von ihm erfahren, daß seine Kost aus Brot, Wurst, Käse und Fertiggerichten besteht.)
   b) Welche Lebensmittel würden Sie ihm empfehlen?

6 Bei welchen Mineralstoffen besteht häufig ein Mangel? Welche Lebensmittel sind geeignet, diesem Mangel entgegenzuwirken?

7 Der Lebensmittelkreis soll bei der täglichen Lebensmittelauswahl helfen.
Notieren Sie einen Tag lang alle Lebensmittel, die eine zu betreuende Person verzehrt. Denken Sie dabei bitte auch an Getränke und das „Zwischendurch". Vergleichen Sie diese Lebensmittelauswahl mit den Empfehlungen des Lebensmittelkreises.

8 Warum sollte generell wenig Süßes gegessen werden, wie es die Richtlinien der DGE empfehlen?

9 Die Vollwert-Ernährung berücksichtigt gesundheitliche, soziale und ökologische Aspekte einer Ernährungsweise.
Finden Sie Gründe, weshalb zahlreiche Fertiggerichte nicht den Empfehlungen der Vollwert-Ernährung entsprechen.

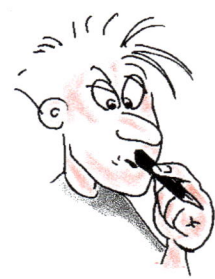

4 Häufige Erkrankungen im höheren Lebensalter

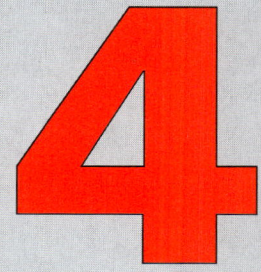

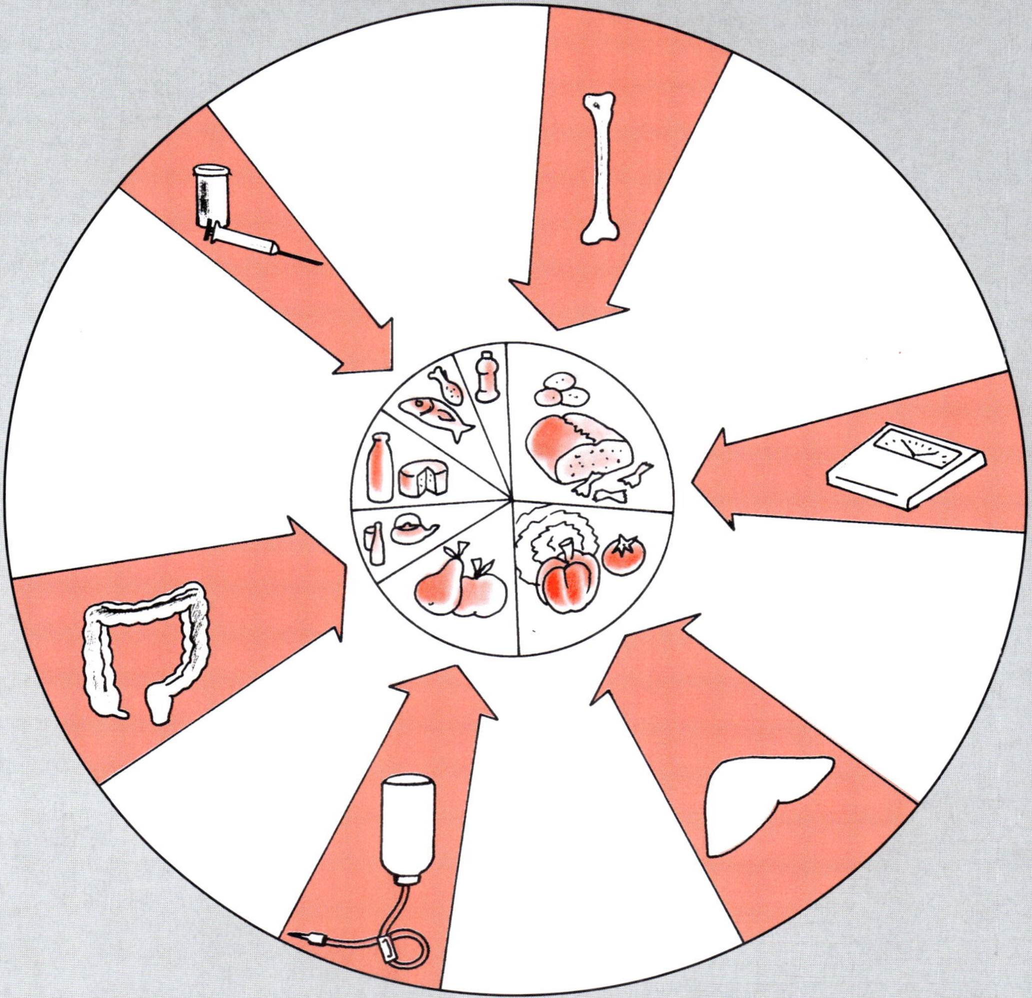

Ernährungsabhängige Krankheiten („Wohlstandserkrankungen") entstehen hauptsächlich durch falsche Ernährungs- und Lebensgewohnheiten.

Beispiele für ernährungsabhängige Krankheiten:
• Übergewicht
• Erwachsenendiabetes
• Osteoporose
• Verstopfung
• Dickdarmkrebs
• Gicht
• Karies

Im Jahre 1994 entstanden in der Bundesrepublik Kosten in Höhe von 102 Mrd. DM durch ernährungsbedingte Erkrankungen.

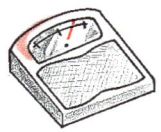

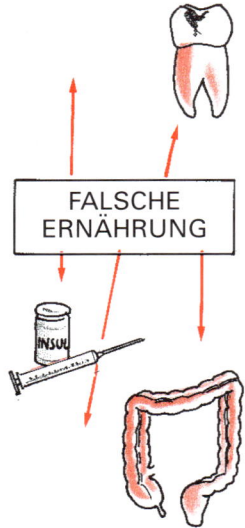

FALSCHE ERNÄHRUNG

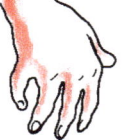

Gesundheit und Wohlergehen tragen maßgeblich zur Lebensqualität eines Menschen bei. Eine gesunde Ernährungsweise kann helfen, auch im höheren Lebensalter fit und leistungsfähig zu bleiben. Nicht das Alter an sich, sondern jahrzehntelange falsche Ernährungs- und Lebensweise sind häufig Ursache von Erkrankungen. Diäten und Ernährungsumstellungen können Erkrankungen nicht immer vollständig heilen, aber einen Krankheitsverlauf zumindest mildern.

Frau M.:

„Wenn ich so zurückdenke, habe ich mir in meiner Jugend nie viele Gedanken über eine gesunde Ernährung gemacht. Hauptsache war, ich hatte etwas zu essen, das mir schmeckte. Nach dem Krieg habe ich viel gehungert, und als es endlich wieder mehr zu essen gab, da hatte ich das Bedürfnis, all das zu essen, was ich so lange entbehrt hatte. Meine Eltern hatten ihre Landwirtschaft noch vor dem Kriege aufgegeben. In meiner Kindheit gab es immer deftige Kost, die brauchte man ja auch bei all der schweren Arbeit. Ich habe das so beibehalten, es hat mir immer geschmeckt. Und später meinem Mann auch. Der wollte jeden Tag Fleisch haben, am liebsten mit gehaltvoller Soße dabei. Als Schwabe war er ein Soßenliebhaber. Täglich aßen mein Mann und ich nachmittags Kuchen. Einen guten Appetit hatten wir beide, na ja, ein schlanker Hering war ich nie. Zuerst hatte mein Mann Probleme mit Gicht und so, und der Arzt meinte, wir sollten unsere Ernährung umstellen. Bei mir wurden erhöhte Blutfette festgestellt. Mittlerweile geht das ganz gut mit der Ernährungsumstellung, und meine Blutfette sind gesunken. Früher, da wußte ich um die Zusammenhänge nicht Bescheid, wenn man jung ist, interessiert das vielleicht noch nicht so. Aber heute, da achten wir beide darauf, denn so können wir selbst was für uns tun. Und das beste ist, es schmeckt uns so gut, wir vermissen eigentlich nichts."

Nach der Darstellung des Ernährungsberichtes 1992 konsumieren die Deutschen zuviel Fett, Zucker, Alkohol, Kochsalz und nehmen zuviel Nahrungsenergie auf. Ältere Menschen bilden da keine Ausnahme. Bei ihnen ist häufig zusätzlich die Bedarfsdeckung an Vitaminen und Mineralstoffen nicht ausreichend. Eine unausgewogene Ernährung trägt zum Entstehen von Krankheiten bei. Diese Erkrankungen werden auch als „Wohlstandserkrankungen" bezeichnet.

Ursachen und Folgen ernährungsabhängiger Krankheiten

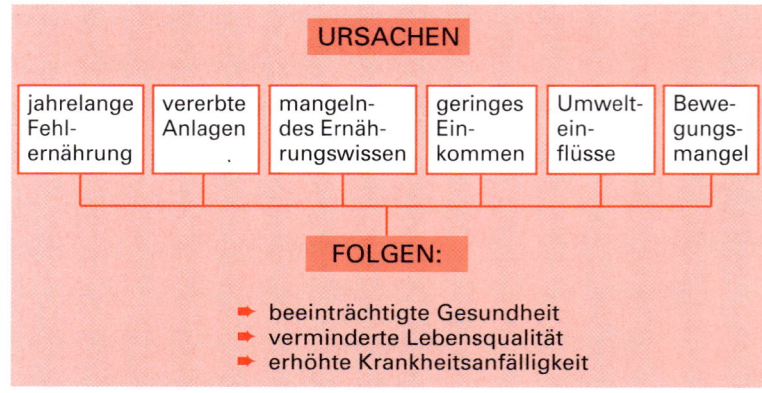

URSACHEN					
jahrelange Fehlernährung	vererbte Anlagen	mangelndes Ernährungswissen	geringes Einkommen	Umwelteinflüsse	Bewegungsmangel

FOLGEN:
➡ beeinträchtigte Gesundheit
➡ verminderte Lebensqualität
➡ erhöhte Krankheitsanfälligkeit

Fehlernährung steht an erster Stelle als Ursache für „Wohlstandserkrankungen". Eine Ernährungsumstellung kann eine bestehende Erkrankung positiv beeinflussen oder in manchen Fällen sogar heilen. Ernährungsabhängige Krankheiten beeinträchtigen nicht nur das Wohlbefinden, sondern können auch eine Pflegebedürftigkeit im höheren Lebensalter zur Folge haben. Da Wohlstandserkrankungen sich über viele Jahre hinweg entwickeln, ist es wichtig, bereits in jungen Jahren auf eine ausgewogene und gesunde Ernährungsweise zu achten.

Stellen Sie sich folgende Situation vor: Aus medizinischen Gründen müssen Sie für ein Jahr
a) auf ihre Lieblingsspeise verzichten,
b) etwas essen, was Ihnen nicht schmeckt,
c) Dinge essen, die Sie nicht kennen.
Wie würden Sie reagieren?

Grundsätzlich können zwei Kostformen unterschieden werden:

● **Kurzfristige** Diäten, die **akute** Krankheitszustände beeinflussen und medikamentöse Therapieformen unterstützen sollen.
● **Längerfristig vorgeschriebene Kostformen,** die über einen **langen** Zeitraum oder **lebenslang** beibehalten werden müssen.

Derartige Kostformen bedeuten immer eine **Umstellung des Ernährungsverhaltens.**

Folgende Kriterien müssen sowohl bei kurzfristigen Diäten als auch bei langfristigen Kostformen (Ernährungsumstellungen) erfüllt sein:

● ausreichende Bedarfsdeckung mit allen lebensnotwendigen Nährstoffen
● die Diät soll den Krankheitsverlauf positiv beeinflussen
● Anpassung an individuelle Bedürfnisse
● Berücksichtigung von Ernährungsgewohnheiten
● die Mahlzeiten sollten wohlschmeckend und ansprechend gestaltet sein (das Auge ißt mit)
● abwechslungsreich und so vielseitig wie möglich
● leicht durchführbar
● aktive und motivierende Einbindung der Betroffenen

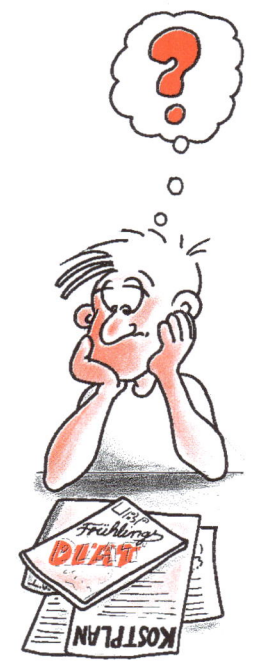

Kriterien für eine Diät

Mit Essen und Trinken verbindet der Mensch Genußerlebnisse, Lebensfreude, Selbstwertgefühle, Identität und Eigenständigkeit. Kurzfristige Diäten oder Ernährungsumstellungen, die manchmal lebensnotwendig sind, werden als einschneidende Beschränkungen der bisherigen Lebensweise empfunden. Sie erfordern ein hohes Maß an Disziplin. Strenge Diäten sollten deshalb nach Möglichkeit nur kurzfristig eingesetzt werden. Es ist wichtig, traditionelle, geschmackliche und individuelle Wünsche der Betroffenen so weit wie möglich zu berücksichtigen und sie selbst aktiv in die Gestaltung ihrer Ernährungsweise einzubinden.

Mit zunehmendem Alter werden Ernährungsgewohnheiten immer wichtiger.
Die Ernährungsweise bietet Sicherheit und Halt.
Das Bedürfnis, neue Lebensmittel auszuprobieren, sinkt.

Diäten und Ernährungsumstellungen sind nur dann erfolgreich, wenn sie den kulturellen, sozialen, traditionellen Rahmen des Menschen berücksichtigen.

53

4.1 Fettstoffwechselstörungen

Fettstoffwechselstörungen führen zu hohen Blutcholesterinwerten und erhöhten Blutfettwerten.

Cholesterin ist ein fettähnlicher Stoff. Cholesterin wird einerseits über die Nahrung aufgenommen, andererseits vom Körper selbst gebildet. Über das Blut wird Cholesterin zu den verschiedenen Körperzellen gebracht, um dort z. B. zu Hormonen umgebaut zu werden.

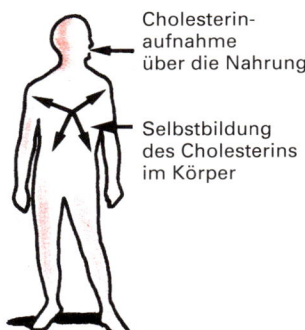

Cholesterinaufnahme über die Nahrung

Selbstbildung des Cholesterins im Körper

Herz-Kreislauf-Erkrankungen, allen voran der Herzinfarkt, zählen zu den häufigsten Todesursachen. Fettstoffwechselstörungen und damit verbunden erhöhte Blutfettwerte werden als Mitverursacher von Arterienverkalkung (Arteriosklerose) angesehen, die einen Herzinfarkt begünstigen. Fettstoffwechselstörungen zeichnen sich durch einen Anstieg der Blutfettwerte und einen erhöhten Cholesterinspiegel aus. Als Ursachen werden neben Veranlagung auch jahrelange Fehlernährung angenommen.
Herr W. ist stark übergewichtig. Bei einer Routineuntersuchung wurden erhöhte Blutfettwerte und erhöhter Blutdruck festgestellt. Herr W. ist starker Raucher.

Herr W.:

> *„Eigentlich habe ich immer gern und viel gegessen. Meine Mutter und später meine Frau haben immer ausgezeichnet gekocht. Am liebsten mochte ich Fleisch und Kuchen, davon gab es immer reichlich ...*
> *Der Befund hat mir einen gehörigen Schrecken eingejagt. Mein Arzt meinte, bei so vielen Risikofaktoren wäre es angebracht, etwas zu tun. Er riet mir dazu, meine Ernährungsweise umzustellen und eine Kostform zu wählen, die viel Gemüse, Obst, Fisch und Öle, wie z. B. Olivenöl, enthält. Dies sei eine sogenannte ‚mediterrane Ernährungsweise'. So essen die Menschen, die am Mittelmeer leben, und die Menschen dort erkranken nicht so häufig an Fettstoffwechselstörungen wie Deutsche."*

Das „gute" HDL transportiert das nicht mehr im Körper benötigte Cholesterin zur Leber, wo es ausgeschieden wird. Daher wird es oft als „gut" bezeichnet.

Das LDL verteilt das Cholesterin im Körper. Daher wird es oft als „schlecht" bezeichnet.

Cholesterin ist ein lebensnotwendiger Stoff, den der Körper selbst bildet und zusätzlich über die Nahrung aufnimmt. Es gibt verschiedene Transportformen des Cholesterins im Körper; zwei sind besonders wichtig. Das „gute" HDL transportiert nicht mehr benötigtes Cholesterin aus den Körperzellen zurück zur Leber. Über die Leber wird dann das Cholesterin ausgeschieden. Das „schlechte" LDL läßt Cholesterin im Körper verbleiben, und nicht mehr benötigtes Cholesterin kann sich an den Gefäßwänden ablagern (Arteriosklerosebildung).

Ursachen und Folgen von Fettstoffwechselstörungen

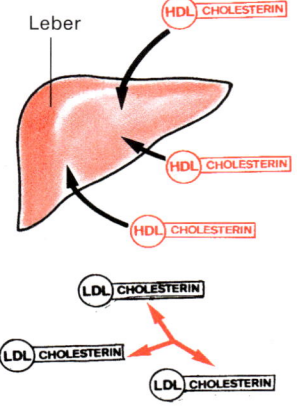

Leber

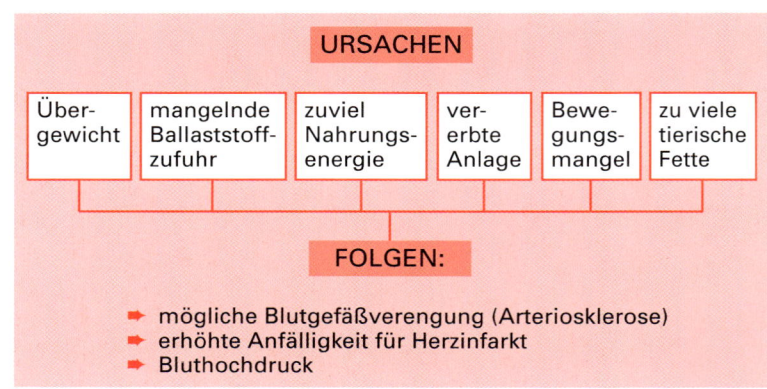

URSACHES					
Übergewicht	mangelnde Ballaststoffzufuhr	zuviel Nahrungsenergie	ererbte Anlage	Bewegungsmangel	zu viele tierische Fette

FOLGEN:

➡ mögliche Blutgefäßverengung (Arteriosklerose)
➡ erhöhte Anfälligkeit für Herzinfarkt
➡ Bluthochdruck

Arteriosklerose (Arterienverkalkung)

Bei zu viel Cholesterin im Blut können Ablagerungen an den Gefäßwänden entstehen. Dadurch wird der Blutstrom behindert, und es kann vor allem im Herzmuskel zur Unterversorgung oder zum Absterben von Muskelgewebe kommen (Infarkt).

Hinweise für die Lebensmittelauswahl

+++	fast alle Obst- und Gemüsearten, Vollkornprodukte, Haferflocken, Haferkleie, Kartoffeln, Reis, Magerfische, z. B. Scholle, Dorsch, Seelachs, fettarme Milchprodukte, Mineralwasser, Kräuter- und Früchtetee
++	mageres Fleisch, fettarmes Geflügel, Hering, Vollmilch und Vollmilchprodukte, fett- und eigelbarme Kuchen, Avocados, Käse bis 40 % Fett i. Tr., Öle mit hohem Anteil an ungesättigten Fettsäuren, Butter
−	Innereien, fette Fleisch- und Wurstwaren, Schalen- und Krustentiere, Eigelb (auch „versteckt" in Kuchen, Mayonnaise, Torten, Teigwaren), Schmalz, Schokolade, Pommes frites, Spirituosen, Bier, Aal.

Meeresfische enthalten Fettsäuren, die günstig auf den Blutfettspiegel wirken. Daher sind Fische unter anderem für eine gesunde Ernährung so wichtig.

Tips und Ernährungstricks

➡ tierische Fette meiden
➡ Öle verwenden, die ungesättigte Fettsäuren enthalten (z. B. Olivenöl, Sonnenblumenöl, Leinöl)
➡ mindestens einmal pro Woche Salzwasserfisch verzehren
➡ Verzehr von Innereien, Schalen- und Krustentieren meiden
➡ Ballaststoffzufuhr erhöhen
➡ Übergewicht langsam abbauen
➡ täglich frisches Obst und Gemüse essen
➡ Alkoholkonsum einschränken
➡ Knoblauch, Artischocken und Fischöle wirken günstig auf den Blutfettspiegel
➡ erhöhte Blutfettwerte verursachen keine Schmerzen, die Bereitschaft zu einer Kostumstellung ist daher manchmal gering
➡ die Vorteile einer Ernährungsumstellung herausstellen
➡ individuelle Ernährungsgewohnheiten berücksichtigen

„Herzsalat" für 2 Personen

250 g grob geraspelte Möhren,
1 Apfel, grob geraspelt,
150 g fettarmer Joghurt,
2 Teelöffel Olivenöl,
2 Teelöffel Zitronensaft,
Salz, Pfeffer (Prise Zucker) vermengen und in Portionsschalen anrichten. Mit je zwei Walnußhälften garnieren.

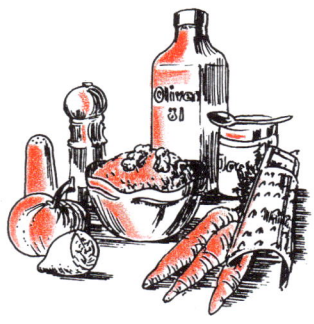

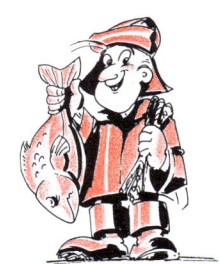

„Cholesterin-Regeln"

• Anteil der ungesättigten Fettsäuren auf ein Drittel der Gesamtfettmenge erhöhen (z. B. Olivenöl)
• Mindestens einmal pro Woche eine Fischmahlzeit (Meeresfisch!)
• Auf eine ausreichende Vitaminzufuhr achten, hier vor allem die Vitamine E (z. B. Fische, Nüsse) und Vitamin C (z. B. Zitrusfrüchte) sowie Beta-Karotine (z. B. Möhren, Brokkoli)

Bluthochdruck ist eine typische Zivilisationserkrankung.

In Ländern mit Nahrungsmangel kommt Bluthochdruck sehr selten vor.

Bluthochdruck schmerzt nicht, wird deshalb meist auch nicht wahrgenommen.

Entstehung eines Schlaganfalls

Unsere Blutgefäße sind zwar in der Lage, entstandene Schäden zu reparieren, es kann jedoch in ungünstigen Fällen zum Platzen kleinerer Blutgefäße kommen. Es entsteht ein Blutung, und ein Teil des Gewebes kann nicht mehr ausreichend versorgt werden. Es stirbt ab.

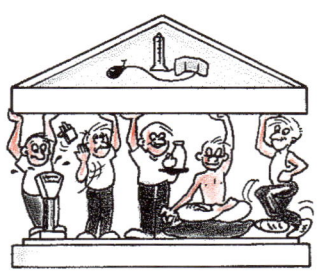

Faktoren für die Normalisierung des Bluthochdrucks

Vergleichbar ist Bluthochdruck mit einem Wasserschlauch, der ständig unter Druck steht, weil der Wasserhahn nicht richtig abgedreht wurde.

Der Wasserschlauch besteht aus Gummi, welches im Laufe der Zeit brüchig geworden ist.

Irgendwann reißt dieser Wasserschlauch und geht kaputt.

4.2 Bluthochdruck

Bluthochdruck ist eine häufige Erkrankung bei Erwachsenen. Etwa 15 % der Bevölkerung sind davon betroffen.

Herr U. lebt mit seiner Frau in einem küstennahen Ort. Seit seiner Pensionierung kocht Herr U. zusammen mit seiner Frau.

Herr U.:

> *„Kochen ist ein schönes Hobby, und da meine Frau ganz froh ist, wenn sie mal nicht kochen muß, übernehme ich die Rolle des Koches. So kann ich auch selber darauf achten, wie und was ich esse. Da ich Bluthochdruck habe, bin ich mit dem Salzen etwas sparsam. Der Arzt meinte zwar, ich muß nicht auf Salz verzichten, aber mittlerweile verwenden wir so viele Kräuter und andere Gewürze, daß ich gar nicht mehr viel Salz brauche. Außerdem bäckt meine Frau unser Brot selbst, da kommt nur wenig Salz rein."*

Eine salzarme Kost ist bei der Behandlung von Bluthochdruck nicht unbedingt erforderlich. Die auch für gesunde Erwachsene empfohlene Kochsalzmenge von 6 g täglich sollte jedoch nicht überschritten werden. Es sollte insgesamt auf eine Ernährungsweise geachtet werden, die fettarm, ballaststoffreich und kaliumreich ist. Die Ernährung sollte deshalb kaliumreich sein, weil Kalium zur Aufrechterhaltung des Zelldruckes dient. Er ist notwendige Voraussetzung für die Muskelarbeit (Reizweiterleitung) des Menschen. Durch unkontrollierte oder zu schnelle Gewichtsabnahme kann es leicht zu einer Kaliumunterversorgung kommen. Deshalb ist unbedingt darauf zu achten, daß der alte Mensch täglich mit allen notwendigen Nährstoffen versorgt ist.

Ursachen und Folgen von Bluthochdruck

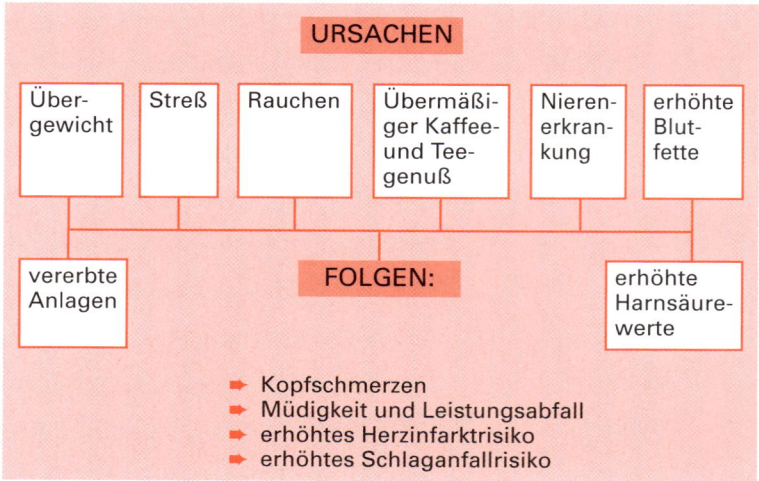

Aufregung und Streßsituationen sollten vermieden werden, da diese zu einer Blutdrucksteigerung beitragen. Reduzierung von Übergewicht und Senkung der erhöhten Blutfettwerte sowie die Behandlung eines vorhandenen Nierenleidens stehen bei der Therapie von Bluthochdruck im Vordergrund.

Bluthochdruck zählt zu den Risikofaktoren, die einen Herzinfarkt begünstigen.

Hinweise für die Lebensmittelauswahl

kaliumreiche Lebensmittel +++	**Gemüse:** z. B. Kartoffeln, Grünkohl, Brokkoli, Spinat, Champignons, Fenchel, Feldsalat, Hülsenfrüchte **Obst:** z. B. Banane, schwarze Johannisbeeren, Nüsse, Weizenkleie, Kräuter Milch, Dorsch, Seelachs, Huhn, mageres Rindfleisch
mittlerer Kochsalzgehalt ++	Brot, Gemüsekonserven, Käse, Senf, Tomatenmark
sehr hoher Kochsalzgehalt –	gepökelte Fleisch- und Wurstwaren, Salzgurken, Salzstangen, Knabbereien, Fertigsuppen

Aufregung erhöht die Herzfrequenz und den Blutdruck. Daher sollte bei bestehendem Bluthochdruck Aufregung vermieden werden.

Bluthochdruck schädigt langfristig die Gefäße durch Überbeanspruchung.

Salz ist kein Gewürz. Es sollte sparsam verwendet werden. Durch Würzen mit Kräutern kann der Salzstreuer auf dem Tisch unbenutzt bleiben. Fertiggerichte, Konserven und industriell hergestellte Backwaren enthalten häufig viel Kochsalz.

Sehr hilfreich sind sportliche Aktivitäten wie

- Wandern und Spazierengehen
- Schwimmen
- Gymnastik
- Treppensteigen

Tips und Ernährungstricks:

➡ Kochsalzzufuhr beachten, 6 g täglich nicht überschreiten
➡ kaliumreiche Lebensmittel bevorzugen; Kalium wirkt blutdrucksenkend
➡ auf Gewürzmischungen verzichten, die Kochsalz enthalten
➡ reichliche Verwendung von frischen Kräutern und Gewürzen
➡ Übergewicht abbauen, fettarme Kost vorziehen
➡ Erhöhung der Ballaststoffzufuhr
➡ Rauchen sollte eingestellt werden
➡ den Genuß koffeinhaltiger Getränke einschränken
➡ Blutdruck regelmäßig kontrollieren
➡ Streßsituationen abbauen
➡ sportliche Aktivitäten fördern

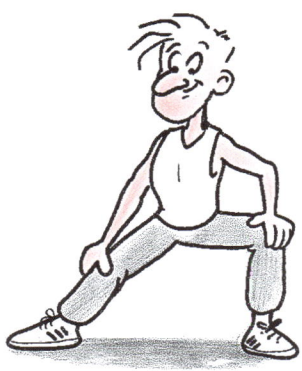

Häufig ist die genaue Körpergröße eines alten Menschen nicht genau festzustellen (z. B. bei Bettlägerigkeit). Im höheren Lebensalter ändert sich die Körperzusammensetzung (Fettanteil höher, weniger Wasser und Muskelmasse). Deshalb ist die Berechnung des Körpergewichtes eines alten Menschen außerordentlich schwer.

Weibliche Fettverteilungsmuster:
(Birnentyp)
Fett an Bauch, Hüfte, Oberschenkel

Männliche Fettverteilungsmuster:
(Apfeltyp)
Fett nur am Bauch

Untersuchungen haben gezeigt, daß die weibliche Fettverteilung die „günstigere" ist, da sie nicht so häufig zu Arteriosklerose führt wie das männliche Fettverteilungsmuster.

Folgen von Übergewicht

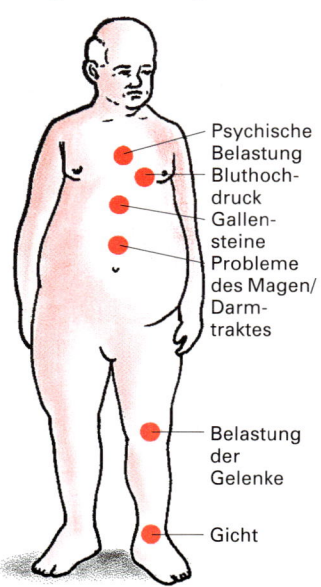

Psychische Belastung
Bluthochdruck
Gallensteine
Probleme des Magen/Darmtraktes

Belastung der Gelenke

Gicht

4.3 Übergewicht (Adipositas)

Nahezu 31 % der deutschen Bevölkerung gelten als übergewichtig. Nach Darstellungen des Ernährungsberichtes 1992 haben 20 % der über 65 Jahre alten Menschen Übergewicht. Übergewicht wird für eine ganze Reihe von Folgeerkrankungen verantwortlich gemacht. Die Feststellung eines individuellen Übergewichtes ist nicht immer ganz einfach und häufig bei älteren Menschen schwierig.

Frau D.:

> *„Ich war eigentlich immer schlank. Bis vor fünf Jahren konnte ich sogar noch Kleidergröße 42 tragen. Aber seit mein Mann so krank geworden ist und dann vor 3 Jahren starb, habe ich mehr als zwei Kleidergrößen zugenommen. Nach dem Tod meines Mannes war mir das auch alles egal. Ich habe in dieser Zeit einfach gegessen, wie es kam. Vor allem Süßigkeiten und Kuchen. Ich hatte zwar keinen Hunger, aber die Leere in mir war kaum anders zu ertragen. Mein Mann und ich haben immer viele gemeinsame Wanderungen unternommen, und einmal in der Woche gingen wir schwimmen. Aber das mochte ich dann alleine eben nicht mehr. Vor vier Monaten habe ich mich einer Seniorengymnastikgruppe angeschlossen, da sind viele Frauen, denen es ähnlich ging wie mir. Zwei andere Frauen und ich haben beschlossen, gemeinsam abzunehmen. Ich bin ganz stolz, daß ich schon 2,5 kg in zwei Monaten abgenommen habe. Als Ziel habe ich mir vorgenommen, 1 bis 2 kg pro Monat abzunehmen. Ich weiß, es braucht Zeit und Geduld, bis ich mein altes Gewicht wieder erreicht habe, aber Rom wurde ja auch nicht an einem Tag erbaut."*

Sind Gewicht und Körpergröße nicht bekannt oder können aufgrund von Bettlägerigkeit nicht festgestellt werden, müssen äußere Merkmale herangezogen werden:
- Erscheint die Person dick, schlank, mager?
- Wie ist die Fettverteilung (an Bauch, Hüfte, Armen, Beinen)?
- Besteht Kurzatmigkeit aufgrund von Übergewicht?
- Wohlfühlgewicht – besteht Gewichtsveränderungswunsch?
- Gewichtsverlauf (langsame, stetige oder plötzliche Zunahme)?

Ursachen und Folgen von Übergewicht (Adipositas)

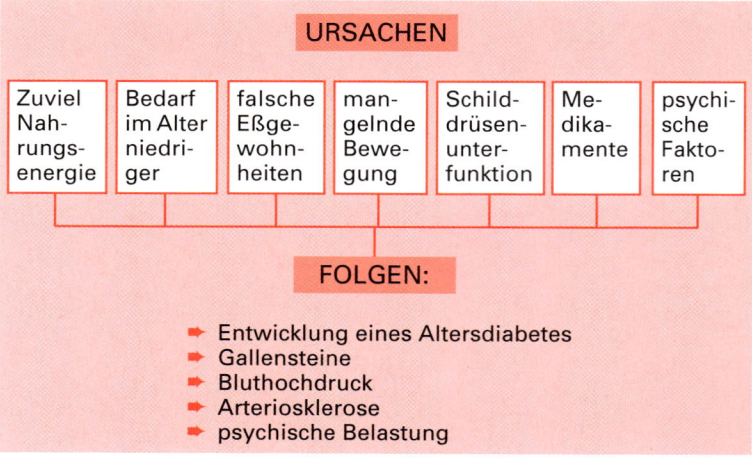

URSACHEN

| Zuviel Nahrungsenergie | Bedarf im Alter niedriger | falsche Eßgewohnheiten | mangelnde Bewegung | Schilddrüsenunterfunktion | Medikamente | psychische Faktoren |

FOLGEN:
- Entwicklung eines Altersdiabetes
- Gallensteine
- Bluthochdruck
- Arteriosklerose
- psychische Belastung

Komplikationen

Übergewicht kann zu Problemen bei Operationen führen. Der Kreislauf wird bei Übergewicht stärker beansprucht, eventuell muß eine Medikamentengabe erhöht werden, da deren Wirkung vom Körpergewicht abhängig ist. Geringere Beweglichkeit kann zur Einschränkung von körperlichen Aktivitäten führen. Folglich kann eine weitere Gewichtszunahme erfolgen, da dann der Körper einen verringerten Energiebedarf hat. Psychische Belastung durch Übergewicht kann zu einer vermehrten Nahrungsaufnahme führen (Kompensation durch Essen).

Hinweise für die Lebensmittelauswahl

Bezieht sich auf jeweils 100 g Lebensmittel					
energiereich	kJ	kcal	**energiearm**	kJ	kcal
Vollmilch, 3,5 %	267	64	Milch, 1,5 %	195	47
Rahmkäse, 60 %	1375	329	Hüttenkäse, 20 %	428	102
Heringsfilet	866	207	Kabeljau	306	73
ger. Makrele	930	222	ger. Schellfisch	389	93
Rinderbraten	933	223	Rinderfilet	487	116
Bierschinken	982	235	Geflügelwurst	452	108
Weißbrot	995	238	Vollkornbrot	870	208
Blätterteiggebäck	1772	422	Hefegebäck	1042	250

Tips und Ernährungstricks

➡ Gründe für die Gewichtszunahme herausfinden
➡ realistisches Ziel für Gewichtsabnahme stecken
➡ nicht mehr als 1 kg pro Woche abnehmen
➡ keine „Diät", sondern nur eine Ernährungsumstellung hilft langfristig
➡ keine strikten „Verbote" aufstellen
➡ Vorsicht vor „Blitzdiäten" und „Wunderpillen"
➡ Verzicht auf „Diätprodukte", sie verleiten zum Mehrverzehr
➡ regelmäßig essen und nur an einem dafür bestimmten Ort
➡ keine Mahlzeit auslassen
➡ Vollkornprodukte vorziehen
➡ ausreichende Bedarfsdeckung mit allen Nährstoffen
➡ Rücksprache mit Arzt halten
➡ körperliche Aktivitäten steigern
➡ Vollkornprodukte vorziehen, sie sättigen besser und enthalten wertvolle Nährstoffe
➡ für ausreichende Flüssigkeitszufuhr sorgen
➡ in psychisch schwierigen Situationen ist eine Gewichtsabnahme nicht ratsam

Von Übergewicht zu unterscheiden ist eine krankhafte Wassereinlagerung, vor allem in den Beinen.

Ein Glas Mineralwasser vor jeder Mahlzeit dämpft das Hungergefühl und deckt gleichzeitig den Flüssigkeitsbedarf.
Kartoffeln machen nicht dick, nur die gehaltvollen Soßen, die dazu gereicht werden.

Probieren Sie mal Kräuterquark mit Pellkartoffeln.
(1 Portion)
• 100 g Magerquark
•   50 g fettarmer Joghurt
• frische, feingehackte Kräuter
nach Geschmack etwas Salz, Pfeffer
1/2 Teelöffel Senf
1/4 Knoblauchzehe
Alles gut verrühren, mit ca. 250 g Pellkartoffeln servieren.
Pro Portion 1122 kJ/270 kcal

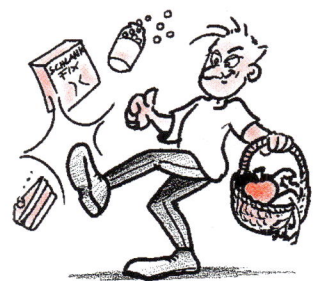

Lebensnotwendige Nährstoffe können durch viel frisches Obst, Gemüse und Kräuter zugeführt werden.

Vorschlag:
• Joghurt-Zitronen-Salatsoße statt Essig und Öl
• frisches Obst statt Obstkonserven
• dickere Brotschnitte (dafür nur eine)
• Knabbermöhren statt Kartoffelchips

Bei mehr als 180 mg Blutzucker/100 ml wird er über den Harn ausgeschieden. Weil Wasser durch Zucker gebunden wird und als Transportmittel dient, kommt es zu einer vermehrten Urinbildung.
Der Harn „schmeckt" leicht süßlich, früher übrigens ein wichtiges Erkennungszeichen.
Der Name „Zuckerkrankheit" rührt vom süßen Harn her.

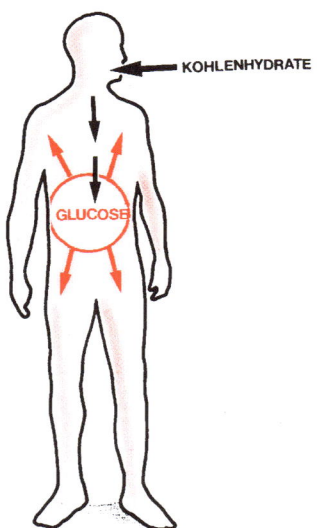

KOHLENHYDRATE

GLUCOSE

Häufige Beschwerden durch zu hohen Blutzucker:
• starker Harndrang
• ständiger Durst
• Müdigkeit und Kraftlosigkeit
• schlechte Wundheilung

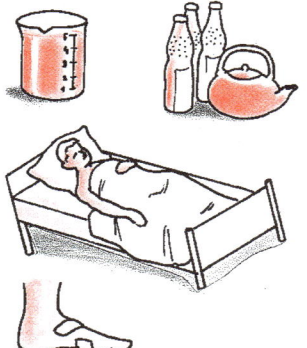

4.4 Diabetes Typ II

Diabetes (Zuckerkrankheit) Typ II ist eine Erkrankung, die als „Wohlstandserkrankung" gilt. Etwa 2 % der Gesamtbevölkerung in Deutschland haben Diabetes. Mehr als 80 % der Menschen mit Diabetes Typ II haben Übergewicht.

Diabetes wird durch eine mangelnde Insulinproduktion der Bauchspeicheldrüse verursacht. Insulin ist für den Kohlenhydratstoffwechsel lebensnotwendig. Zuckerkranke haben keine oder eine unzureichende Insulinbildung. Die Folge davon ist ein zu hoher Blutzuckerspiegel.

Herr A. hatte bis vor kurzem noch nie eine ernsthafte Erkrankung. Nun klagte er über ständiges Durstgefühl und entschuldigte sein häufiges Toilettenaufsuchen mit seiner erhöhten Flüssigkeitsaufnahme. Innerhalb von drei Monaten hatte Herr A. ohne Veränderung seiner Ernährungsweise schlagartig 8 kg abgenommen.

Herr A.:

„Erst habe ich mir gar nichts dabei gedacht. Eigentlich fühlte ich mich recht wohl. Nur nach der Gartenarbeit war ich regelmäßig sehr abgespannt, und das beunruhigte mich ein wenig. Aber ich dachte, das ist eben so, wenn man älter wird. Meine Müdigkeit und häufiges Schwitzen erklärte ich mir damit, daß mein Schlaf durch nächtliches Aufstehen gelitten hatte, weil ich seit einiger Zeit nachts öfter die Toilette aufsuchen muß. So rechten Hunger hatte ich auch nicht, damit habe ich mir meinen Gewichtsverlust erklärt. Erst nach mehrmaligem Zureden meiner Frau suchte ich meinen Hausarzt auf, der mir dann sagte, ich hätte Zucker."

Der Zucker im Blut ist kein Haushaltszucker, sondern Traubenzucker (Glucose). Zucker ist ein wichtiger Energielieferant für den Körper.
Kohlenhydrate werden im Darm in die einzelnen Traubenzuckerbestandteile abgebaut:

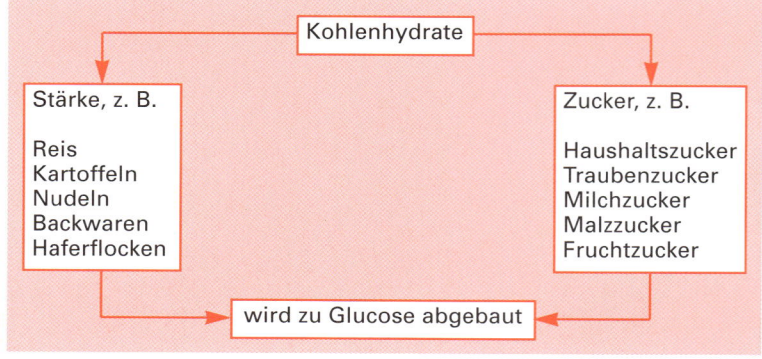

Ursachen und Folgen von Erwachsenendiabetes

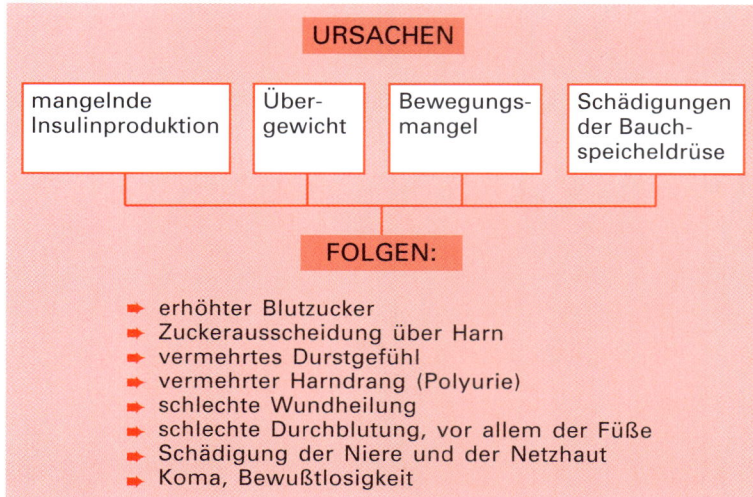

URSACHEN

| mangelnde Insulinproduktion | Über-gewicht | Bewegungs-mangel | Schädigungen der Bauch-speicheldrüse |

FOLGEN:

➡ erhöhter Blutzucker
➡ Zuckerausscheidung über Harn
➡ vermehrtes Durstgefühl
➡ vermehrter Harndrang (Polyurie)
➡ schlechte Wundheilung
➡ schlechte Durchblutung, vor allem der Füße
➡ Schädigung der Niere und der Netzhaut
➡ Koma, Bewußtlosigkeit

Insulin
ist ein Botenstoff (Hormon), der in der Bauchspeicheldrüse gebildet wird.

Steigt der Blutzuckerspiegel z. B. nach einer Mahlzeit, wird Insulin ins Blut abgegeben und senkt den Blutzucker wieder auf normale Werte.
Insulin befähigt die Körperzellen, den Blutzucker aufzunehmen, „schließt die Körperzelltür auf". Fehlt Insulin, können die Zellen keinen oder zuwenig Blutzucker aufnehmen.
Die Folgen sind:
• Blutzucker reichert sich im Blut an.
• Die Zellen sind unterversorgt und bekommen nicht genügend „Kraftstoff".

Bei bestehendem Übergewicht ist auf eine fettarme Kost zu achten. Zusätzlich hilft Bewegung an der frischen Luft.
Nach Absprache mit dem Arzt kann der Kohlenhydratanteil erhöht werden.
Die Gesamtenergie setzt sich dann wie folgt zusammen:
60 % Kohlenhydrate
20 % Eiweiß
20 % Fett

Nicht jeder Diabetiker muß mit Insulinspritzen oder Tabletten behandelt werden. Je nach Schweregrad kann auch eine entsprechende Kostform genügen.

In jedem Falle steht jedoch eine Diabetes-Kostform als wichtiges Therapiemittel im Vordergrund. Häufig können Medikamente bei Einhaltung einer Diät abgesetzt oder eingespart werden.

Die Diät muß dabei so zusammengesetzt sein, daß
● Normalgewicht erreicht und behalten werden kann,
● der Blutzucker durch eine regelmäßige Kohlenhydratzufuhr reguliert wird.

Komplikationen

Bei Über- oder Unterzuckerung des Blutes kann es zum Schock und zur Bewußtlosigkeit kommen. Ein solcher Zustand muß umgehend vom Arzt behandelt werden, es besteht Lebensgefahr. Um langfristig Schäden zu vermeiden, muß der Blutzuckerspiegel im Normalbereich bleiben. Eine ständige Überprüfung des Blutzuckerspiegels ist dazu notwendig.

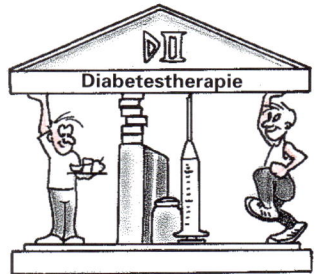

Ernährung   Insulin,   körperliche
              Tabletten   Aktivitäten

Anzeichen einer Unterzuckerung:
• Müdigkeit, Unruhe, Heißhunger, Kopfschmerzen, Konzentrationsschwäche
Maßnahmen bei einer Unterzuckerung:
• zwei bis vier Stücke Würfelzucker essen
• Fruchtsäfte oder Colagetränke trinken
Bleibt der Zustand bestehen, den Arzt rufen.
Bei Bewußtlosigkeit
• stabile Seitenlage
• BZ-Messung
• Glukagon spritzen
• den Arzt rufen

Die Berechnungseinheit Broteinheit entspricht 12 g Kohlenhydraten.
Die Bezeichnung stammt von einer Brotmenge ab, die als Grundlage zur Berechnung der gesamten täglich aufzunehmenden Kohlenhydrate herangezogen wurde.

Rechenbeispiel:
100 g Weizenvollkornbrot (ca. 2 Scheiben)
870 kJ bzw. 208 kcal
  7,5 g Eiweiß
  1,5 g Fett
41,0 g Kohlenhydrate

Da sich der Blutzuckerspiegel nur durch die Aufnahme von Kohlenhydraten verändert, müssen diese auch berechnet werden. Das bedeutet, daß die jeweils vom Arzt festgelegte täglich aufzunehmende Kohlenhydratmenge weder unter- noch überschritten werden darf. Besteht Übergewicht, ist zusätzlich auf eine fettarme Kost zu achten. Bei Normalgewicht besteht keine Beschränkung hinsichtlich der Fettmenge. Auch der Eiweißgehalt der Nahrungsmittel muß nicht berechnet werden.
Je nach Verordnung des Arztes werden die Kohlenhydrate (BE) über den Tag verteilt aufgenommen.

> **Eine Broteinheit (BE) entspricht 12 g Kohlenhydraten**

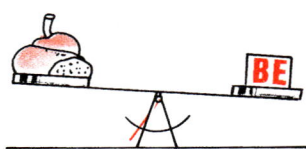

Nur die 41 g Kohlenhydrate müssen berechnet werden.
Umrechnung in BE 41:12 = 3,4 BE
Damit sind in 100 g Weizenvollkornbrot 3,4 BE enthalten.
Wieviel g Weizenvollkornbrot entspricht damit 1 BE?
1 BE entspricht 12 g Kohlenhydraten.
Daraus folgt:
$$\frac{100 \times 12}{41} = 29,3 \text{ g Brot}$$
(für die Praxis 30 g)

Regelmäßig kleine Mahlzeiten einnehmen, um nicht in eine Unterzuckerung zu geraten. Bei sportlichen Aktivitäten immer auf Anzeichen einer Unterzuckerung achten. Vor oder nach längerer sportlicher Betätigung eine kohlenhydratreiche Mahlzeit essen.

Kohlenhydratanteil in bestimmten Lebensmitteln

KH-Anteil	Beispiele
sehr hoher KH-Anteil	Fruchtzucker, Milchzucker, Zuckeraustauschstoff **1 BE** = 12 g Fruchtzucker, 12 g Zuckeraustauschstoff
hoher KH-Anteil	Brot, Reis, Kartoffeln, Teigwaren **1 BE** = 30 g Vollkornbrot, 16 g Reis (roh), 30 g Weißbrot, 78 g Kartoffeln
mittlerer KH-Anteil	Obst und Obstsaft, Hülsenfrüchte **1 BE** = 110 g Apfel, 56 g Banane o. Schale, 23 g Linsen (roh), 51 g Sojabohnen (roh)
niedriger KH-Anteil	Milch, Milchprodukte **1 BE** = 250 ml Trinkmilch, 300 g Dickmilch
sehr niedriger KH-Anteil	Gemüse wie Kohl, Salat, Zucchini, Aubergine, Gurken, Pilze brauchen nicht berechnet zu werden

BE-Verteilung über den Tag (Berechnungsbeispiel)
10 BE, das sind 120 g Kohlenhydrate

Mahlzeit	BE	Kohlenhydrate in g
Frühstück	2	24
Zwischenmahlzeit	1	12
Mittagessen	3	36
Zwischenmahlzeit	1	12
Abendessen	2	24
Spätmahlzeit	1	12

Beispiel für einen Diabetikertagesspeiseplan

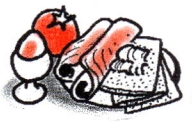 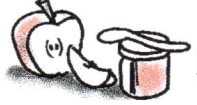 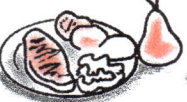 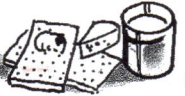 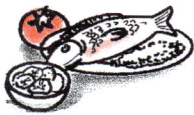 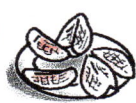

1. Frühstück 7:00 Uhr	**2. Frühstück** 10:00 Uhr	**Mittagessen** 12:30 Uhr	**Kaffemahlzeit** 15:30 Uhr	**Abendessen** 18:30 Uhr	**Spätmahlzeit** 21:30 Uhr
75 g Vollkornbrot, 10 g Butter, 1 Ei, magerer Schinken, 1 Tasse Tee (ca. 2 BE)	1 Joghurt, 1 Apfel (ca. 125 g) (ca. 2 BE)	120 g Kartoffeln, 1 Steak mittlerer Größe, grüner Salat, 190 g Erdbeeren oder 120 g Birne je nach saisonalem Angebot (ca. 3 BE)	1 Glas Milch (=1/4 l), 20 g Knäckebrot, 10 g Butter mageren Käse (z.B. Streichkäse 20 %) (ca. 2 BE)	45 g Reis (ungekocht gewogen) mit magerem Geflügelfleisch oder Fisch, Salat (ca. 3 BE)	1 Orange (ca. 1 BE)

Werden kohlenhydratreiche Lebensmittel mit eiweiß- und fettreichen Lebensmitteln verzehrt, verzögert sich der Anstieg des Blutzuckers nach einer Mahlzeit. Dies ist eine wünschenswerte Auswirkung.
So sollte z. B. Brot mit Käsebelag, Kartoffeln mit Fleisch verzehrt werden.

Tips und Ernährungstricks

➡ Nahrungsenergie sollte sich wie folgt zusammensetzen:
45 bis 55 % Kohlenhydrate,
10 bis 20 % Eiweiß,
25 bis 35 % Fett
➡ kohlenhydratreiche Lebensmittel müssen berechnet werden und gleichmäßig über den Tag verteilt werden, am besten sind sechs kleine Mahlzeiten
➡ Grundlage ist die Kohlenhydrateinheit (BE), die 12 g Kohlenhydraten entspricht
➡ Zucker, Süßwaren, Honig, Traubenzucker müssen vermieden werden
➡ Übergewicht vermeiden bzw. gegebenenfalls langsam abbauen
➡ mehrere kleine Mahlzeiten wirken einer Unterzuckerung entgegen
➡ kohlenhydratreiche mit eiweiß- und fetthaltigen Lebensmitteln verzehren
➡ ballaststoffreiche Lebensmittel verzehren
➡ siehe Kostplan Seite 93
➡ immer Zucker mitführen, bei drohender Unterzuckerung sofort „einnehmen"
➡ Alkoholgenuß nur nach Absprache mit dem Arzt
➡ auf Anzeichen einer Unterzuckerung achten
➡ für gute Durchblutung und Pflege der Füße sorgen
➡ gute Aufklärung und Information der Betroffenen (und Familie)

Wie wäre es mit einem leckeren Müsli zum Morgenstart?
1/2 Apfel, ca. 50 g (0,5 BE),
ca. 25 g Banane (0,5 BE),
20 g Haferflocken (1 BE),
100 g Joghurt (0,3 BE),
1 Spritzer Zitrone
gut mischen – fertig.
Portion: 2,3 BE

Obstsäfte werden wie die entsprechende Obstsorte berechnet.

Achten Sie auf eine gute Fußpflege! Durch den Diabetes werden die Füße schlechter durchblutet. Eine entzündete Wunde und größere Verletzungen müssen unbedingt vom Arzt behandelt werden.
Kalte Füße mit Wollsocken wärmen, nicht mit einem Heizkissen. Es besteht Verbrennungsgefahr, da die Empfindlichkeit der Füße für Hitze herabgesetzt ist.

Gichtanfall
plötzlich auftretende starke Schmerzen in Gelenken. Berührung und Bewegung sind äußerst schmerzhaft. Die Gelenke schwellen an, die Haut darüber wird rot und heiß. Die heftigen Schmerzen können von einem leichten Fieber begleitet sein. Typisch ist der Gichtanfall im Großzehgelenk.

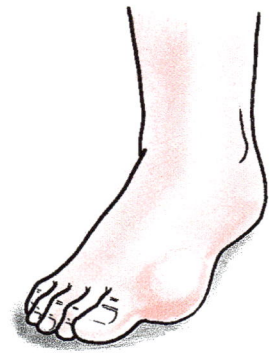

Gicht am Großzehgelenk

4.5 Gicht

Erhöhte Harnsäurewerte treten etwa bei 1 bis 2 % der Bevölkerung auf. Männer sind zehnmal häufiger betroffen als Frauen. Gicht zählt zu den Wohlstandserkrankungen, die in Notzeiten (wie etwa nach dem zweiten Weltkrieg) extrem selten auftreten.

Herr H. lebt alleine in seiner Wohnung. Er ist nicht verheiratet und hat sich stets selbst versorgt.

Herr H.:

„Gerne gegessen habe ich schon immer. Meine Leib- und Magenspeise ist Fleisch in jeglicher Form. Am liebsten trinke ich zu jeder warmen Mahlzeit einen schönen Wein. Ich stamme nämlich aus einer Weingegend und trinke seit frühester Jugend regelmäßig Wein. Vor einigen Monaten bekam ich furchtbare Schmerzen in meinem rechten großen Zeh. Der Zeh schwoll an, wurde rot und dick, pochte, und die leiseste Berührung tat weh. Mein Hausarzt stellte erhöhte Harnsäurewerte und Gicht fest. Heute eß ich nur noch einmal die Woche Fleisch, trinke viel Mineralwasser und nur an ganz, ganz hohen Feiertagen etwas Wein. Die Umstellung fiel mir nicht leicht, aber sie hatte den guten Nebeneffekt, daß ich abgenommen habe und ich mich dadurch besser fühle."

Gicht wird durch eine Störung des Harnsäurestoffwechsels verursacht. Harnsäure ist ein Abbauprodukt von Purinen, die in Zellkernen vorkommen. Ist der Harnsäurespiegel über längere Zeit erhöht, kommt es zu einer Ablagerung von Harnsäurekristallen in Gelenken, Nieren und Ohrmuscheln. Diese Kristalle rufen in den Gelenken schwere Entzündungen hervor, die zu einem akuten Gichtanfall führen können. Harnsäure wird durch die Nahrung zugeführt, der Körper bildet sie jedoch auch selbst.

Ursachen und Folgen von Gicht

Die sogenannte **primäre Gicht** wird von der sekundären Gicht unterschieden. Die **primäre** Gicht kommt durch äußere Einflüsse wie die Nahrungsaufnahme zum Ausbruch.
Eine **sekundäre** Gicht tritt meist als Folge von anderen Krankheiten auf. Da es eine starke Zunahme von Gichterkrankungen in den letzten 20 Jahren gab, wird vor allem die Veränderung von Ernährungsgewohnheiten dafür verantwortlich gemacht.

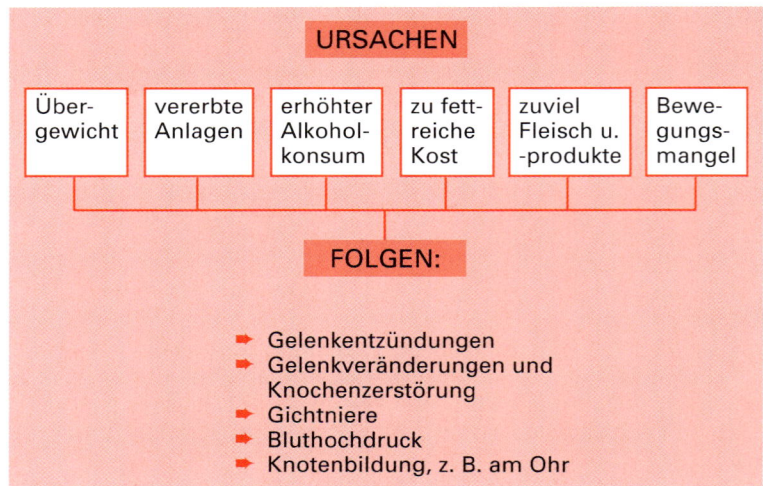

URSACHEN

| Übergewicht | vererbte Anlagen | erhöhter Alkoholkonsum | zu fettreiche Kost | zuviel Fleisch u. -produkte | Bewegungsmangel |

FOLGEN:

➡ Gelenkentzündungen
➡ Gelenkveränderungen und Knochenzerstörung
➡ Gichtniere
➡ Bluthochdruck
➡ Knotenbildung, z. B. am Ohr

Komplikationen

Im Zusammenhang mit Gicht können weitere Erkrankungen wie z. B. Diabetes, Nierensteine oder Fettstoffwechselstörungen auftreten. Alkohol kann einen Gichtanfall auslösen und sollte deshalb vermieden werden.

Hinweise für die Lebensmittelauswahl

Puringehalt der Lebensmittel	
geringer Puringehalt +++	(fettarme) Milch- und Milchprodukte, fast alle Gemüsearten, Obst, Vollkornprodukte, Tee, Kaffee, Kakao
mittlerer Puringehalt ++	magere Fleisch- und Fischarten, Huhn – fettarm zubereitet, Erdnüsse, Knäckebrot, Spinat, Spargel, Pilze
sehr hoher Puringehalt –	Innereien, Anchovis, Muscheln, Sprotten, Fleisch, Fleischextrakt (gekörnte Brühe), Gans, Erbsen, Linsen, Bohnen

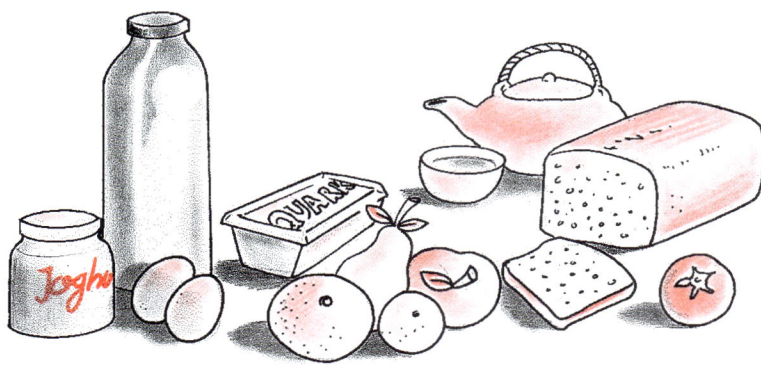

Tips und Ernährungstricks

➡ ausreichende Flüssigkeitszufuhr, mindestens 2 l pro Tag
➡ purinreiche Lebensmittel meiden
➡ Umstellung auf fleisch- und fettarme Kost
➡ Übergewicht langsam abbauen
➡ Alkohol meiden
➡ Vorsicht bei Fertigsuppen, sie enthalten häufig Fleischextrakte
➡ keine Hefepräparate geben, da diese hohe Puringehalte aufweisen
➡ purinarme Kost unterstützt die medikamentöse Therapie, dadurch können unter Umständen Medikamente eingespart werden

Alkoholkonsum hemmt die Harnsäureausscheidung, kann so Gichtanfälle auslösen. Gichtanfälle treten besonders häufig nachts auf, besonders dann, wenn am Abend zuvor Alkohol getrunken wurde.

Beim Eiweißabbau entsteht als Endprodukt Harnsäure. Diese wird normalerweise über den Harn und den Stuhl ausgeschieden. Ist die Ausscheidungsfähigkeit gestört oder ist die Aufnahme über die Nahrung zu hoch, kommt es zur Anreicherung von Harnsäure im Blut. Purine sind Eiweißbestandteile, die vor allem in Fleisch und Innereien vorkommen.

Die ovo-lacto-vegetabile Ernährungsweise (siehe auch Seite 44) eignet sich sehr gut als Kostform bei Gicht.
Dabei wird weitgehend auf Fleisch, Fleischprodukte und Fisch verzichtet.

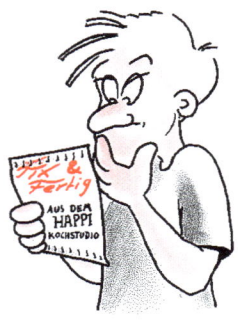

Bestehendes Übergewicht sollte **langsam** abgebaut werden. Schnelle Gewichtsabnahme hat ungünstige Auswirkungen auf den Harnsäurespiegel des Blutes.

4.6 Untergewicht

Untergewicht ist ein ernstzunehmendes Problem, das gerade bei Menschen über 65 Jahren leicht übersehen wird. Generell sind in allen Altersgruppen mehr Frauen als Männer davon betroffen. In den neuen Bundesländern gelten annähernd 30 % der Frauen über 65 als untergewichtig, in den alten Bundesländern sind es etwas über 20 %. Ungefähr 20 % der Männer – sowohl in den neuen als auch alten Bundesländern – sind untergewichtig.

Mögliche Kennzeichen von Untergewicht (treffen in unterschiedlichem Maße zu):
- stark abgemagert
- Haut läßt sich leicht zwischen Finger nehmen und hochziehen
- Kraftlosigkeit, Apathie
- Unruhe
- niedriger Blutdruck
- kalte Hände und Füße

Frau S.:

„Vor einem halben Jahr habe ich mir einen Oberschenkelhalsbruch zugezogen. Das war schlimm. Danach kam ich in die Rehaklinik und anschließend in die Kur. In der Kur hat es mit gut gefallen. Am besten war das gemeinsame Essen, da wurde auch gut gekocht, und die Speisen wurden hübsch angerichtet serviert. In der Kur habe ich etwas zugenommen, da bin ich ganz froh drum, weil ich eigentlich viel zu wenig auf die Waage bringe. Jetzt bin ich wieder zu Hause und allein. Appetit habe ich keinen, ich eß nur, weil ich muß. Ich habe auch keine große Lust, für mich alleine zu kochen, manchmal vergeß ich das sogar. Das Einkaufen mit der ganzen Schlepperei ist recht mühsam, ich wohne oben an einem Berg, und in der Nachbarschaft ist kein Laden mehr."

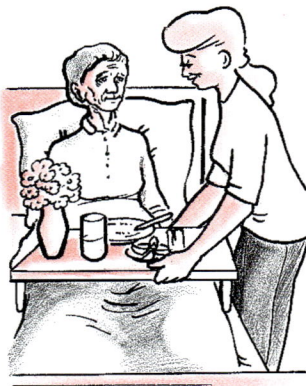

Chronisch kranke Menschen empfinden ihre Situation häufig als ausweglos. Ihr (stummer) Protest kann sich auch in einer Nahrungsverweigerung äußern. Rapider Gewichtsverlust und bedrohliche Abmagerung werden dabei oft bewußt von den Betroffenen herbeigeführt. Liebevolle Zuwendung, Zuspruch und Berücksichtigung individueller Nahrungsvorlieben sind hilfreich.

Ursachen und Folgen von Untergewicht

URSACHEN

organische Ursachen
- chronische Erkrankungen
- Krebs
- Darmentzündungen
- Medikamente
- Erkrankungen im Mund und Rachenraum
- Verwirrtheit, Demenz
- körperliche Behinderungen
- schlecht sitzendes Gebiß

psycho-soziale Ursachen
- Isolation, wenig Ansprache
- Tod eines Angehörigen
- geringes Einkommen
- Verweigerung
- Übersiedlung in ein Heim
- Depressionen
- chronischer Alkoholismus
- wenig Einkaufsmöglichkeiten
- Streß

FOLGEN:
- geringe Abwehrkräfte
- Vitamin- und Mineralstoffunterversorgung
- körperliche Reserven sind erschöpft
- Apathie, Müdigkeit
- geringe Leistungsfähigkeit
- Wundheilung ist vermindert
- geringere Lebenserwartung

Komplikationen

Ein rapider Gewichtsverlust ohne erkennbaren äußeren Anlaß muß immer untersucht werden. Dahinter können sich ernsthafte Probleme verbergen wie etwa Krebs im Frühstadium, Altersdiabetes oder schwerwiegende psycho-soziale Probleme. Ein anhaltender Gewichtsverlust kann lebensbedrohlich werden. Wenn Erkrankungen frühzeitig erkannt werden, ist eine optimale Behandlung möglich.

Hinweise für die Lebensmittelauswahl

Energiereiche Lebensmittel, bezogen auf jeweils 100 g		
Lebensmittel	kJ	kcal
Hartkäse	1636	390
Butter	3155	750
Pflanzenöl	3760	900
Avocado	932	223
Honig	1360	320
Sahne (extra)	1450	350
Sahnepudding	441	105
Sahneeis	925	220

Die möglichen Ursachen eines Gewichtsverlustes müssen ergründet werden.

Häufig wird Untergewicht von der betreffenden Person nicht wahrgenommen.
In einer ruhigen Gesprächssituation sollte herausgefunden werden, welche möglichen Ursachen ausschlaggebend sind (siehe Schema). Folgende Fragen sind zusätzlich zu klären:
• Wie war der bisherige Gewichtsverlauf?
• Welche Krankheiten lagen oder liegen vor?
• Grad des Untergewichts?

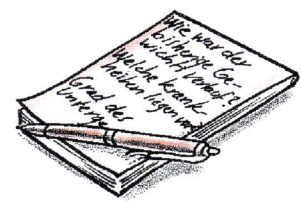

Tips und Ernährungstricks

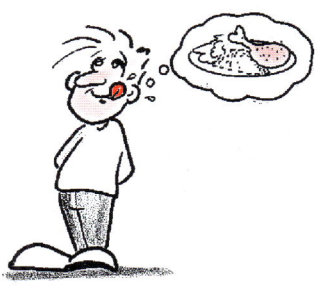

➡ Anbieten von attraktiven, kleinen Mahlzeiten (große Portionen vermeiden, sie wirken bedrängend)
➡ immer zum Essen ermutigen, niemals zwingen
➡ auf geschmackliche Vorlieben eingehen
➡ energiereiche, leichtverdauliche Kost anbieten
➡ Nahrung anreichern, z. B. Quarkspeise mit Sahne, Kartoffelbrei mit etwas Butter
➡ auf eine ausreichende Eiweiß-, Vitamin- und Mineralstoffzufuhr achten
➡ Anbieten von Obst- und Gemüsesäften
➡ zum gemeinsamen Essen mit anderen ermutigen
➡ Hilfestellung nur soweit als nötig, z. B. Aufschneiden von Brötchen
➡ verschlechtert sich der Zustand, Arzt benachrichtigen
➡ Ursachen des Gewichtsverlustes ergründen (sind diese organisch oder psycho-sozial?)
➡ langsam an eine steigende Nahrungszufuhr gewöhnen
➡ keine „Fettdiät", sondern ausgewogen, vitamin- und mineralstoffreich (Untergewicht ist meist mit Mangel an Eisen, Zink, Vitamin A, B_1, B_2, Folsäure verbunden)
➡ Essen in ruhiger und harmonischer Umgebung anbieten
➡ genügend Zeit zum Essen lassen

Bei einem leichten Untergewicht kann ein weiterer Gewichtsverlust bedrohlich werden. Körperliche Reserven sind schneller erschöpft, da die betreffende Person „wenig zuzusetzen" hat.

Die Wahrscheinlichkeit, eine rheumatische Erkrankung zu erleiden, steigt mit dem Lebensalter.

Autoimmunerkrankung
Der Körper bildet aus unbekannten Gründen Abwehrstoffe gegen eigene Körperzellen, er „bekämpft" sich selbst. Die Folgen sind Entzündungen.

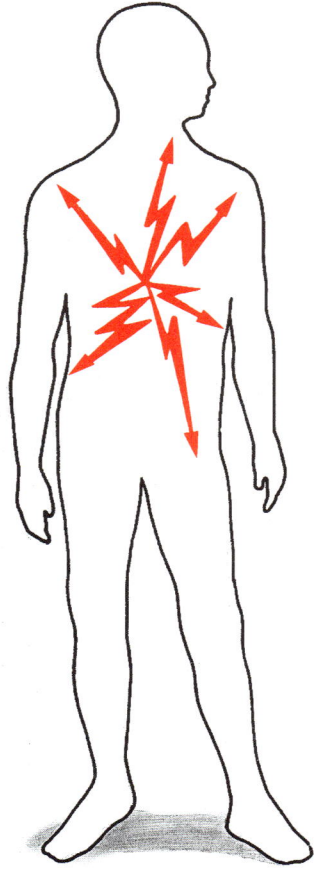

4.7 Rheumatische Erkrankungen

Unter „Rheuma" werden mehr als 300 verschiedene Erkrankungen des Bindegewebes zusammengefaßt. Rheumatische Erkrankungen können in folgende Gruppen eingeteilt werden:
entzündliche Gelenkerkrankungen – hierzu zählt auch die chronische Polyarthritis,
nicht entzündliche Gelenkerkrankungen, die Arthrose,
Gelenkerkrankungen als Folge von Erkrankungen anderer Organe (z. B. chronische Darmerkrankungen),
Weichteilrheuma,
Erkrankungen der inneren Organe.
Rheuma zeichnet sich durch starke, z. T. chronische Schmerzen, Steifheit sowie Gelenk- und Knochenverformungen aus. Bei Weichteilrheuma fehlen die Gelenk- oder Knochenveränderungen.

Frau M.:

„Angefangen hat alles vor etwa sechs Jahren. Zuerst fühlte ich mich morgens etwas steif und müde. Das habe ich nicht weiter beachtet, denn ich dachte, das ist eben so, wenn man älter wird. Dann aber bekam ich starke Schmerzen in den Knien, die schließlich dazu führten, daß ich kaum noch gehen konnte. Weil ich alleine wohne, noch dazu im dritten Stock eines Altbaues, war es für mich sehr beschwerlich einzukaufen. Mein Arzt, der Rheuma feststellte, erklärte mir, daß ich eben lernen müsse, mit den Schmerzen zu leben. Das war ein herber Schlag für mich, da ich eigentlich immer viel unterwegs war. Nach langem Suchen schließlich habe ich etwas entdeckt, was mir hilft: Nach einem akuten Schmerzanfall faste ich jeweils für einen Tag. Hunger habe ich dann sowieso nicht. Danach ging es etwas besser. Ich begann zuerst mit einer Rohkosternährung, und seit zwei Jahren lebe ich fast vegetarisch. Mir hat das geholfen, meiner Freundin, die auch Rheuma hat, jedoch nicht."

Eine „Rheumadiät" gibt es bislang nicht. Die Ursachen der Erkrankung sind weitgehend unbekannt. Es gibt Vermutungen, daß Autoimmunerkrankungen, Nahrungsmittelallergien und jahrelange Fehlernährung zu einer Entstehung beitragen.

Ursachen und Folgen rheumatischer Erkrankungen

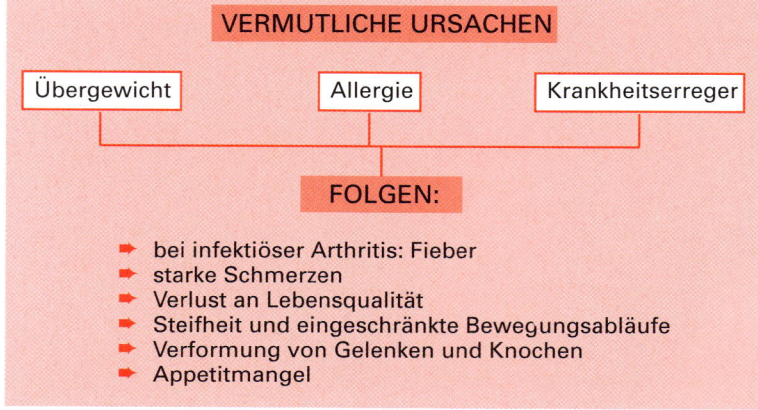

Komplikationen

Es besteht die Gefahr einer Mangelernährung, vor allem bei alleinlebenden Personen. Infolge starker Schmerzen werden häufig der Lebensmitteleinkauf und die Nahrungszubereitung vernachlässigt.

Dauerhafte Einnahme von Antirheumatika kann zu Magenschleimhautentzündung und Blutungen im Magen-Darm-Trakt führen (Siehe auch Kapitel Medikamente, S. 88ff.).

Die Frage, ob eine entsprechende Rheumadiät tatsächlich helfen kann, wird von Fachleuten unterschiedlich beantwortet. In Einzelfällen haben die unten beschriebenen Maßnahmen zu einer Linderung, nicht jedoch zur Heilung geführt.

Einschränkung oder Verzicht auf Lebensmittel tierischer Herkunft, vor allem jedoch von Fleisch und Fleischprodukten kann in einigen Fällen hilfreich sein.

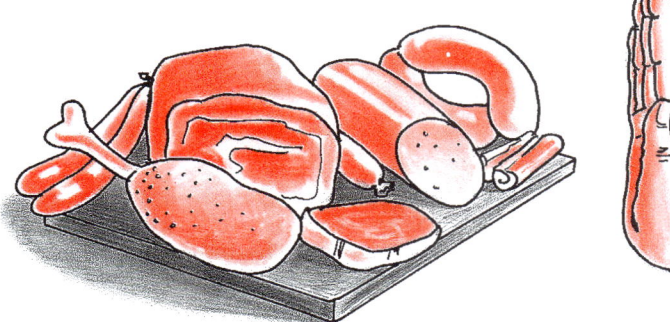

Einschränkung von Lebensmitteln tierischer Herkunft

Bei akuten, entzündlichen Rheumaschüben sind feuchte, kalte Umschläge ratsam. Durch die Kälte verengen sich die Blutgefäße – das wirkt entzündungshemmend und lindert die Schmerzen.

In schwierigen Fällen kann auch versuchsweise eine glutenfreie Kost (Meidung von allen Weizen-, Roggen-, Hafer-, Gersten-, Dinkelprodukten) versucht werden, allerdings mindestens für neun bis zwölf Monate. Für glutenfreie Kost siehe Adresse S. 105

Tips und Ernährungstricks

➡ Lebensmittel meiden, die bekanntermaßen zu Unverträglichkeiten führen

➡ Fasten, maximal ein bis zwei Tage (gilt nicht für Zuckerkranke!)

➡ ein- bis zweimal wöchentlich eine Fischmahlzeit (reich an wertvollen Fischölen, z. B. Kabeljau, Seelachs, Makrele)

➡ überwiegende vegetarische Ernährungsweise für mindestens neun bis zwölf Monate (ovo-lacto-vegetabile Ernährung (siehe Seite 44)

➡ Übergewicht reduzieren (schont z. B. die Kniegelenke)

➡ Weizenkeimöl (Vitamin E), täglich 1 Liter Milch (Kalzium)

➡ da es bislang keine genaue Kenntnis der Ursachen gibt, können keine allgemeinverbindlichen Ernährungshinweise gegeben werden

➡ Versuche, die Erkrankung durch eine überwiegend vegetarische Vollwerternährung zu beeinflussen, sollten in jedem Falle bei einer Bereitschaft der Betroffenen unternommen werden

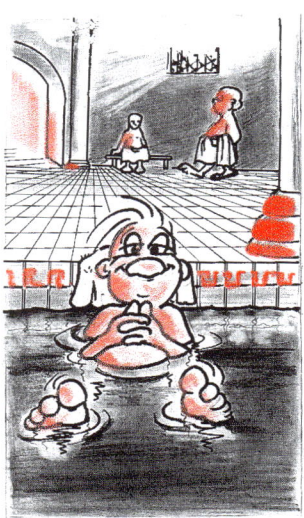

Wichtig bei der Rheumabehandlung sind neben der medikamentösen Behandlung auch gezieltes Bewegungstraining und Heilbäder. Sie wirken dem Muskelabbau entgegen.

Ovo-lacto-vegetabile Kost: eine vegetarische Ernährungsweise, die Milch und Eier zuläßt. Siehe auch Vollwerternährung Seite 44.

69

Im menschlichen Körper wird Knochen ständig auf- und abgebaut.

Beim gesunden jungen Erwachsenen hält sich der Auf- und Abbau von Knochengewebe im Gleichgewicht. Die höchste Knochendichte wird zwischen 25 und 30 Jahren erreicht, danach ist der Knochenabbau größer als der Knochenaufbau. Der Knochenabbau erfolgt langsam, stetig und schmerzfrei.

Die Betroffenen bemerken die Erkrankung meist erst dann, wenn es zu Knochenbrüchen, Rückenschmerzen oder einer Schrumpftaille gekommen ist. Eine Abnahme der Körperlänge erfolgt ebenfalls.

4.8 Osteoporose (Knochenschwund)

Frau B. lebt seit dem Tod ihres Mannes vor 15 Jahren sehr zurückgezogen. Ihre Familie wohnt in einer anderen Stadt und kommt selten zu Besuch. Nach einem Sturz brach sich Frau B. den Oberschenkelhals und mußte für längere Zeit in ein Krankenhaus und anschließend in eine Reha-Klinik.

Frau B.:

> *„… Ja, früher habe ich schon gerne gekocht. Aber nachdem die Familie immer kleiner wurde und mein Mann dann starb, machte es keinen Spaß mehr. Das Einkaufen war ohnehin mühsam, ich habe schon seit vielen Jahren Rückenschmerzen, und das Tragen fällt mir schwer …*
> *Eigentlich hatte ich nie Gewichtsprobleme, aber seit mein Mann nicht mehr lebt, habe ich einen Bauch bekommen. Meine Taille ist auch ganz kurz geworden. Das gefällt mir gar nicht. Der Arzt meint, es hängt mit den Knochen zusammen. Und dann passierte auch das noch mit dem Sturz. Das war eine schlimme Geschichte und wollte lange nicht richtig heilen. Früher wußte ich nicht, daß das mit Kalzium zusammenhängt. In meiner Kindheit mochte ich keine Milch, und bei uns gab es zu Hause mehr Fleisch und Wurst als Käse, mein Vater war ein Fleischesser. Und bei meinem Mann war das auch so …“*

Osteoporose (Knochenschwund) ist eine Krankheit, an der heute fast 30 % der Frauen über 60 Jahren erkrankt sind. Durch eine kalziumreiche Ernährung können die entstandenen Schäden zwar nicht rückgängig gemacht, aber ein weiteres Voranschreiten der Osteoporose kann verlangsamt werden. Knochbrüchigkeit, gebeugte Körperhaltung, hervortretender Bauch durch geschrumpfte Taille, häufige Knochen- und Rückenschmerzen können Anzeichen einer Osteoporose sein.

Weibliche Hormone (Östrogene) schützen vor Kalziumverlust. Bis zur Menopause treten bei Frauen normalerweise keine größeren Kalziumverluste auf. Je größer der Kalziumvorrat ist, der in jungen Jahren angelegt wurde, desto später tritt eine mögliche Osteoporose ein.

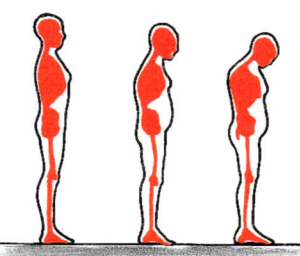

verschiedene Stadien der Osteoporose

Ursachen und Folgen von Osteoporose

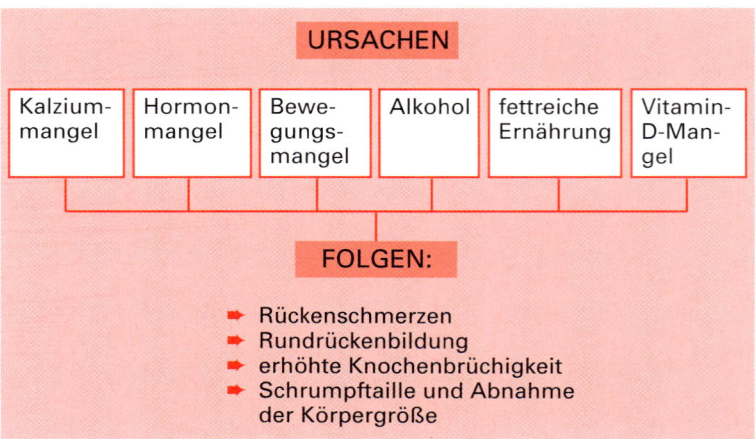

70

Komplikationen

Es besteht eine erhöhte Gefahr von Knochenbrüchen bei Stürzen, die teilweise schwer heilen. Eine dadurch eventuell eingeschränkte Bewegungsfähigkeit kann eine anschließende Pflegebedürftigkeit nach sich ziehen.

Hinweise für die Lebensmittelauswahl

100 g Lebensmittel	Kalzium in mg
Gouda, 45 % Fett i. Tr.	820
Edamer, 45 % Fett i. Tr.	677
Grünkohl, gekocht	136
Vollmilch, 3,5 %	120
Joghurt, 3,5 %	120
Porree, gekocht	120
Brokkoli	113
Molke, süß	68
Scholle	51
Apfelsine, roh	42
Möhren, gekocht	33
Weißkohl, gekocht	29

Tips und Ernährungstricks

➡ empfohlene Zufuhr 800 bis 1000 mg Kalzium pro Tag
➡ calciumreiche Ernährung fördern:
mindestens einen halben Liter Milch pro Tag oder entsprechende Menge an Milchprodukten verzehren (Milch und Milchprodukte sind die Hauptkalziumlieferanten)
➡ manchen Speisen kann Milchpulver als Kalziumlieferant beigegeben werden (z. B. Kartoffelbrei, Soßen, Knödel)
➡ Sonnenstrahlung fördert die Bildung von körpereigenem Vitamin D
➡ regelmäßige Bewegung, vor allem an der frischen Luft
➡ Alkoholkonsum einschränken
➡ auf eine ausgewogene Ernährung mit einem hohen Anteil an grünem Blattgemüse achten
➡ eventuell zusätzliche medikamentöse Behandlung mit Hormonpräparaten

Calciummangel und Knochenschwund als Folge kann auch noch folgende Ursachen haben:
● Schilddrüsenüberfunktion
● mangelhafte Calciumaufnahme nach Magen(teil)entfernung
● eingeschränkte Bewegungsfähigkeit
● Cortisontherapie
● Rauchen

Knochenbrüche sind häufige Folgen von Osteoporose. Ein regelmäßiges Bewegungstraining hilft sowohl die Beweglichkeit zu erhalten als auch die Knochenmasse und -dichte zu vergrößern.

Geeignete Sportarten sind
• Radfahren
• Wandern
• gymnastische Übungen mit Hanteln
• Rudern

Osteoporose ist auch eine Erkrankung von Männern. Etwa ein Drittel der Patienten mit Brüchen des Oberschenkelhalses sind Männer. Über die Osteoporosehäufigkeit gibt es allerdings noch keine sicheren Zahlen.

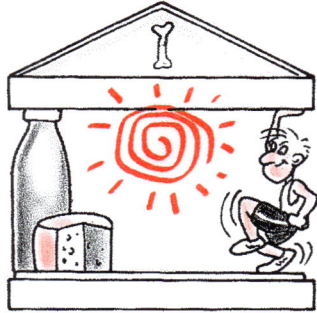

Osteoporose Vorbeugung

Osteomalazie ist eine Knochenerkrankung, die durch Vitamin-D-Mangel hervorgerufen wird. Dadurch kann der Knochen keine Mineralien einlagern, und es kommt zu Knochenerweichung.
In einigen Untersuchungen wurde festgestellt, daß Raucherinnen weniger Knochenmasse gebildet haben als Nichtraucherinnen. Offensichtlich hat auch Rauchen einen negativen Einfluß auf die Kalziumverwertung und Kalziumeinlagerung in den Knochen.

Eine Fettleber kann meistens durch eine energiereduzierte Ernährungsweise und Gewichtsabnahme rückgängig gemacht werden.

Die Leber bildet täglich 600 bis 800 ml Gallenflüssigkeit. Diese wird in der Gallenblase auf 50 bis 70 ml eingedickt, gespeichert und während der Verdauung in den Dünndarm abgegeben. Die Gallenflüssigkeit kann auskristallisieren und Gallensteine bilden. Eine zu energiereiche Kost fördert die Entstehung von Gallensteinen.

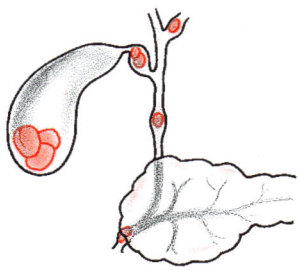

Gallensteine

Bei bestehenden Gallensteinen kann die Fettverdauung beeinträchtigt sein, da die Gallenflüssigkeit nicht richtig in den Darm abfließen kann. Dadurch kann auch die Aufnahme der fettlöslichen Vitamine A, D, E, K gemindert sein.

Eine Leberentzündung (Hepatitis) äußert sich häufig durch Gelbsucht (Gelbfärbung der Augen und der Haut), hellen Stuhl und dunklen Urin.

4.9 Lebererkrankungen

Die Leber ist eines der größten Organe des Menschen. Sie ist nicht nur zentrales Entgiftungsorgan des Körpers, sondern auch zuständig für wichtige Stoffwechselvorgänge wie Auf- und Abbau von Glucose, Eiweiß und Fetten. Als Speicher für die Vitamine A, D, E, K, B_{12} hat die Leber ebenfalls eine große Bedeutung.

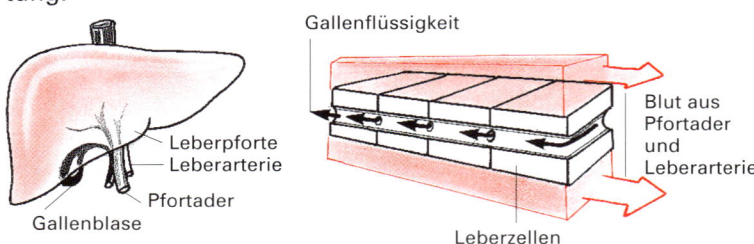

Funktion und Aufbau der Leber

Herr T. lebt alleine in einer kleinen Stadtwohnung. Seine Mahlzeiten kocht er sich selbst, allerdings bevorzugt er aus Bequemlichkeit Fertiggerichte. Herr T. hat Übergewicht.

Herr T.:

„Ach, eigentlich habe ich mich immer recht gesund gefühlt. Schon seit vielen Jahren trank ich abends meine zwei Bierchen und am Wochenende Wein dazu. Bei einer Routineuntersuchung vor fünf Monaten stellte der Arzt eine Fettleber fest. So trinke ich seit dieser Zeit keinen Alkohol mehr. Dadurch habe ich auch abgenommen. Bei einer Kontrolluntersuchung vor zwei Wochen konnte der Arzt schon eine Besserung feststellen. Es fiel mir zwar nicht leicht, auf diese liebe Gewohnheit zu verzichten, aber schließlich habe ich ja nur eine Leber."

Ursachen und Folgen von Lebererkrankungen

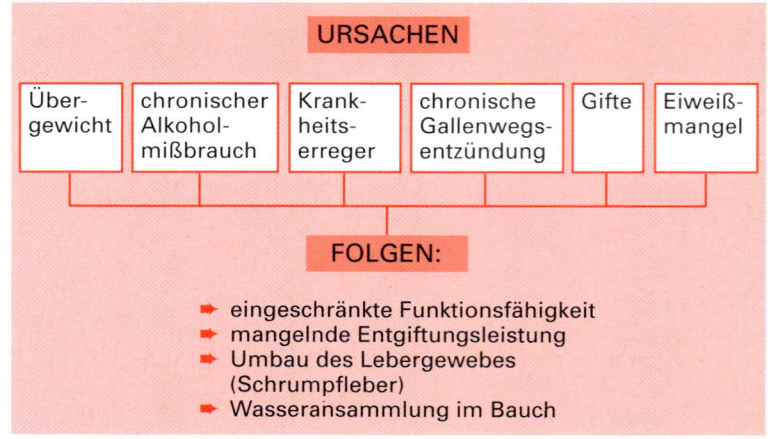

72

Komplikationen

Ist die Leberzirrhose schon stark fortgeschritten, kommt es zur Wasseransammlung im Bauch (Aszites).

Die Einhaltung einer streng fettarmen „Leberschonkost" ist nach heutigen Erkenntnissen nicht erforderlich. Entwickelt sich ein Leberkoma, muß in Absprache mit dem Arzt der Eiweißgehalt der Kost verringert werden. Beim Eiweißabbau entsteht Ammoniak, das in der Leber zu Harnstoff umgewandelt und über die Niere ausgeschieden wird. Beim Leberversagen wird der Körper mit Ammoniak vergiftet, es kommt zum Koma.

Leberkoma
Durch mangelnde Entgiftung wird das Gehirn in Mitleidenschaft gezogen. Es kommt zu Bewußtseinstrübung, Verwirrtheitszuständen, Sprachstörungen, Schläfrigkeit bis zur tiefen Bewußtlosigkeit. Bei Verdacht eines Leberkomas unverzüglich Arzt benachrichtigen.

Hinweise für die Lebensmittelauswahl

Nur bei Gefahr oder bestehendem Leberkoma muß eine streng eiweißarme Kost eingehalten werden.
Wenn kein Leberkoma besteht, können alle Lebensmittel verzehrt werden.
Alkohol und daraus hergestellte Produkte dürfen **nicht** verzehrt werden.

Nur bei drohendem Leberkoma, das in jedem Fall vom Arzt diagnostiziert werden muß, ist eine streng eiweißarme Kost einzuhalten. Die zugeführte Menge Eiweiß muß genau dem errechneten Bedarf an lebensnotwendigen Proteinen entsprechen.
Generell müssen Lebererkrankte Alkohol und daraus hergestellte Produkte unbedingt meiden.
Alkohol hemmt die Harnstoffbildung in der Leber und beeinträchtigt die ohnehin eingeschränkte Funktion.
Bei bestehendem Aszites (Bauchwassersucht) sollte zusätzlich auf eine salzarme Ernährung geachtet werden.
Eine bestehende Fettleber kann durch langsamen Abbau von Übergewicht rückgängig gemacht werden. Die Gewichtsabnahme sollte dabei **ein** Kilo pro Woche nicht überschreiten.
Reichliche Flüssigkeitszufuhr, fettarme Lebensmittel, viel frisches Obst und Gemüse sowie der Verzehr von Vollkornprodukten, helfen das Gewicht zu normalisieren und die Rückbildung der Fettleber zu begünstigen.

Chronischer Alkoholmißbrauch führt langfristig zu Leberschäden. Bei Männern und Frauen ist die dauerhaft verträgliche tägliche Alkoholmenge unterschiedlich. Bei **Männern** treten langfristige Schäden auf, wenn sie täglich mehr als 60 g reinen Alkohol trinken, bei **Frauen** entstehen Schäden schon ab einer täglichen Menge von 20 g reinem Alkohol.

Alkoholmenge
0,5 Liter Bier = 20 g Alkohol
1 Liter Wein = 64 g Alkohol
1 Schnaps = 30 g Alkohol

Tips und Ernährungstricks

➡ nur bei akuter Gefahr eines Leberkomas streng eiweißarme, fett- und kohlenhydratreiche Kost
➡ generell Alkohol meiden
➡ bei bestehender Fettleber Übergewicht abbauen
➡ Leberkoma muß sofort behandelt werden, Lebensgefahr
➡ bei Wasseransammlung im Bauch muß neben Kochsalz auch die Flüssigkeitsmenge kontrolliert werden
➡ bei akuter Hepatitis besteht große Ansteckungsgefahr

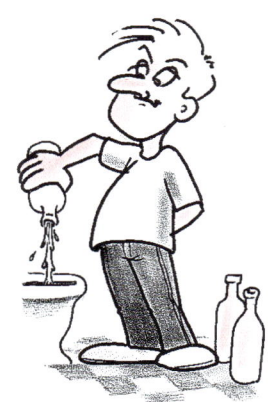

Bei einer allergischen Reaktion werden durch weiße
Blutkörperchen Antikörper
(Immunglobuline = Ig) gebildet. Diese Ig „bekämpfen"
eindringende Fremdkörper
wie Krankheitserreger oder
Allergene. Diese Ig besitzen
ein „Gedächtnis" und alar-
mieren sofort das Immunsystem, wenn ein fremder Stoff
in den Körper gelangt. Eine
Abwehrreaktion kann sehr
heftig verlaufen und lebens-
bedrohliche Ausmaße an-
nehmen: es kann zu einem
anaphylaktischen Schock
kommen.

Überreaktionen auf ein All-
ergen (z. B. bei Insektensti-
chen) können dem Körper
„abgewöhnt" werden.
(Hyposensibilisierung).
Durch langsame Gabe von
Allergenen „gewöhnt" sich
das Abwehrsystem an die-
sen Stoff, und es gibt keine
heftigen Abwehrreaktionen
mehr.
Diese Hyposensibilisierung
darf nur unter ärztlicher Auf-
sicht durchgeführt werden.

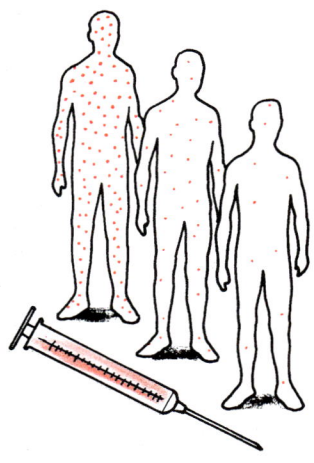

Hyposensibilisierung

4.10 Lebensmittelallergien

Allergien sind ein weitverbreitetes Problem. Allergien können
unterschiedliche Ursachen haben und bei jedem Menschen eine
andere Reaktion hervorrufen. Eine Allergie zeichnet sich durch
eine körperliche Reaktion aus, als „Antwort" z. B. auf ein be-
stimmtes Lebensmittel. Frau Z. ist allergisch gegen Nüsse.

Frau Z:

> *„Nüsse habe ich schon immer gerne gegessen, früher Nußkuchen gebacken
> oder einfach so geknabbert. Eigentlich hatte ich nie Beschwerden. Eine Freun-
> din hat mich vor ein paar Wochen zum Essen eingeladen. Zum Nachtisch gab
> es Walnußeis. Das Essen hat wirklich gut geschmeckt, und das Restaurant
> machte einen ordentlichen Eindruck. Am nächsten Morgen erwachte ich mit
> starken Kopfschmerzen, mir war übel, und ich hatte einen Hautausschlag. Ich
> dachte zuerst an eine Lebensmittelvergiftung oder Salmonellen. Im Laufe des
> Tages ging es mir dann wieder besser. Eine Woche später buk ich einen Nuß-
> kuchen, den hatte ich schon lange nicht mehr gegessen. Noch am selben Abend
> hatte ich starke Kopfschmerzen und Hautausschlag am ganzen Körper. Der
> herbeigerufene Notarzt vermutete eine Lebensmittelallergie. Da fiel mir wie-
> der meine Mutter ein, die immer sagte, Nüsse vertrage sie nicht. Seither meide
> ich alles, was Nüsse enthält."*

Allergische Reaktionen werden im Laufe der Zeit immer hefti-
ger. Die Fähigkeit des Körpers, die allergieauslösenden Stoffe
zu verkraften, nimmt allmählich ab. So genügen meist schon geringe Mengen, um eine allergische Reaktion auszulösen. Der
Körper wird „sensibilisiert".

Ursachen und Folgen von Nahrungsallergien

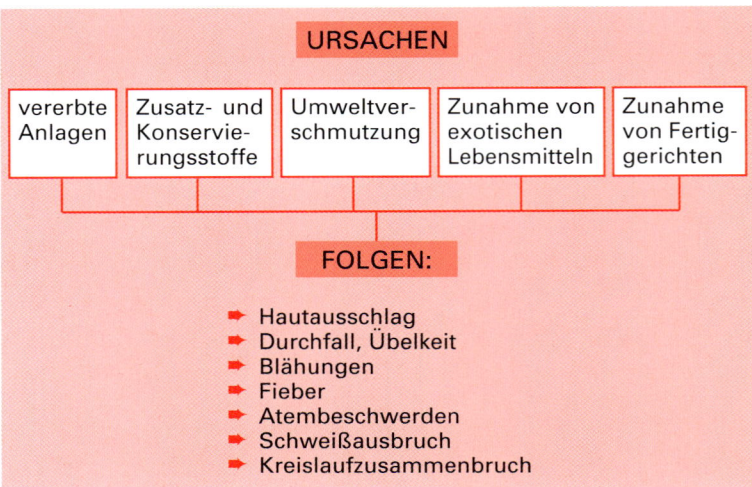

Komplikationen

Lebensmittelallergien können plötzlich auftreten oder im Laufe der Jahre „erworben" werden. Häufig sind Menschen, die an Asthma, chronischen Atemwegserkrankungen oder Dermatitis leiden, besonders gefährdet. Die Neigung, Allergien zu entwickeln, ist erblich. Kommen in einer Familie Allergien vor, sollte auf mögliche Nahrungsmittelallergien geachtet werden.

Folgende Lebensmittel oder Zusatzstoffe lösen bekanntermaßen häufig Allergien aus

Allergieauslöser	Lebensmittel
Konservierungsstoff Schwefel	Trockenfrüchte, Konfitüre, süße und halbtrockene Weine, Fruchtsäfte
Glutamat (Geschmacksverstärker)	Sojasauce, Würzmischung, Fertigsuppen
Konservierungsstoff Benzoesäure	z. B. in getrockneten Aprikosen, natürlicherweise in Preiselbeeren, Erdbeeren
Lebensmittelgruppen	Kuhmilch, Nüsse, Getreide, Äpfel, Kakao, Sellerie

Tips und Ernährungstricks

- ➡ feststellen, welche Lebensmittel in den letzten 24 Stunden verzehrt wurden
- ➡ grundsätzlich bekannte allergieauslösende Nahrungsmittel meiden
- ➡ Zutatenliste der Lebensmittel sorgfältig lesen, beim Hersteller eine ausführliche Zutatenliste anfordern
- ➡ Lebensmittel ohne Zusatzstoffe bevorzugen
- ➡ Lebensmittel aus biologischem Anbau vorziehen
- ➡ Obst und Gemüse der Saison bevorzugen
- ➡ einheimische Lebensmittel den „exotischen" vorziehen
- ➡ viele Allergien können mit einem Haut- oder Bluttest nachgewiesen werden
- ➡ schwere allergische Reaktionen mit Blutdruckabfall, Atemnot müssen immer von einem Arzt behandelt werden, sie können lebensbedrohlich sein

Wenn eine allergische Reaktion aufgetreten ist, muß geprüft werden, welche Lebensmittel diese Reaktion ausgelöst haben.

Bei einer Nahrungsmittelallergie hilft nur eine Strategie dauerhaft:
Meidung des entsprechenden Nahrungsmittels!

Unverträglichkeit und Allergien lassen sich in der Praxis oft schwer voneinander unterscheiden. Bei Unverträglichkeit reagiert der Körper ebenfalls heftig, eine „Sensibilisierung" wie bei Allergien findet jedoch nicht statt. Manchmal fehlen dem Körper Verdauungsenzyme, um bestimmte Nahrungsmittel aufschließen zu können. So haben z. B. manche Menschen eine Milchzuckerunverträglichkeit, da ihnen ein Stoff fehlt, um diesen bei der Verdauung abbauen zu können. Trinken Menschen mit Milchzuckerunverträglichkeit Milch, reagieren die Betroffenen mit heftigen Bauchschmerzen, Blähungen und Durchfällen.

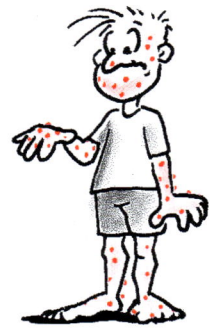

Viele Ostdeutsche haben als Kleinkinder Kinderkrippen besucht. Ihr Abwehrsystem wurde dort unbeabsichtigt „trainiert" – mit der Folge, daß es häufiger widerstandsfähiger wurde als bei einer vergleichbaren Altersgruppe im Westen.

Allergische Erkrankungen nehmen weltweit zu. Nach neuen Untersuchungen leiden Westdeutsche nahezu doppelt so häufig an Allergien wie Ostdeutsche. Als Ursachen gelten vor allem drei Faktoren:
- erbliche Anlagen
- die Zunahme des Verzehrs von Fertiggerichten
- Umweltbelastung durch Industrie und Verkehr

Die Krebsentwicklung verläuft in der Regel in zwei Phasen. Die Zelle wird genetisch so verändert, daß sie mit unkontrolliertem Wachstum beginnt. Normalerweise vernichten körpereigene Freßzellen solche falsch programmierten Zellen. Sind zu viele Zellen davon betroffen und kann der Körper nicht alle befallenen Zellen vernichten, kommt es zur zweiten Phase:

Es entsteht ein Tumor. Dieser ist noch klein, wächst aber unaufhaltsam weiter. Häufig kommt es während des Tumorwachstums zur **Metastasenbildung**. Einzelne Metastasen lösen sich und wandern zu anderen Körperorganen und befallen dort gesundes Gewebe.

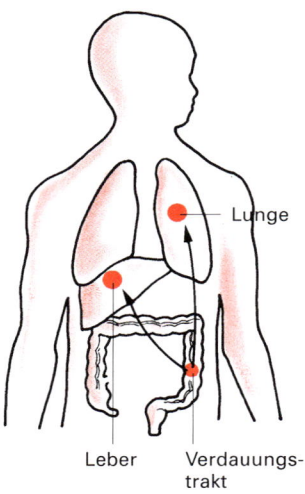

Beispiele für Metastasenbildung im Körper

Es gibt keine „Krebsdiät". Die in der Presse dargestellten sensationellen Heilerfolge sind häufig Spekulationen und wissenschaftlich nicht begründet. Gesunde Ernährungs- und Lebensweise sind die besten Mittel gegen eine mögliche Krebserkrankung.

4.11 Krebs

Krebserkrankungen sind die zweithäufigste Todesursache im höheren Lebensalter. Die genauen Ursachen der Krebsentstehung sind unbekannt. Es gibt zahlreiche Untersuchungen, die unter anderem auf einen Zusammenhang von Fehlernährung und Tumorbildung hinweisen.

Frau F. ist seit fünf Jahren verwitwet. Sie lebt in einer Großstadt im Ruhrgebiet. Vor 3 Jahren wurde bei Frau F. Dickdarmkrebs festgestellt. Die Operation verlief erfolgreich, ebenso die anschließende Bestrahlung (Chemotherapie).

Frau F.:

„Eigentlich ging ich zum Artz, weil ich seit längerer Zeit Verdauungsprobleme und Blut im Stuhl hatte. Meine ständige Müdigkeit konnte ich mir auch nicht so recht erklären. Zuerst wurde ein Eisenmangel festgestellt und dann Dickdarmkrebs. Eigentlich hatte ich mich bis dahin immer gesund gefühlt. Nach der Operation und der Chemotherapie ging es mir ziemlich schlecht. Und wenn man dann alleine ist, ist alles noch viel schwerer. Geholfen hat mir der Rat meines Artzes, viel frisches Obst, Gemüse, Milchprodukte und Vollkornprodukte zu essen. Heute eß' ich mindestens sechs kleine Mahlzeiten über den Tag verteilt, vermeide Blähendes wie Hülsenfrüchte und Zwiebeln, und so fühle ich mich den Umständen entsprechend gut."

Eine „Krebsdiät" gibt es nicht. Dennoch ist eine ausreichende Versorgung mit allen Nährstoffen sehr wichtig, da der Körper dann über mehr Abwehrkräfte verfügt. So können auch die Folgen einer Operation oder Chemotherapie besser überwunden werden.

Ursachen und Folgen von Krebserkrankungen

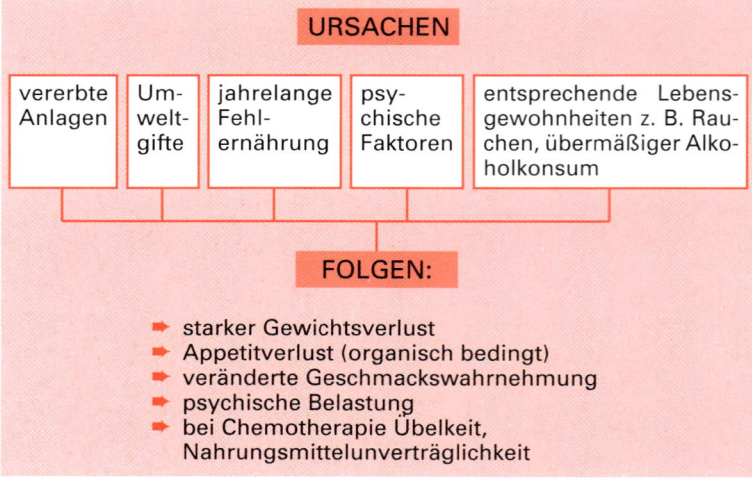

Komplikationen

Durch die Krebserkrankung können die betroffenen Verdauungsorgane in ihrer Funktion eingeschränkt sein oder ganz ausfallen. Die dadurch entstehenden Folgeerkrankungen wie z. B. Diabetes (Bauspeicheldrüsenkrebs), Fettunverträglichkeit (Dünndarmkrebs), Vitamin-B_{12}-Mangel (Magenkrebs) müssen bei der Kostzusammenstellung berücksichtigt werden.

Hinweise für die Lebensmittelauswahl

+++	Vorzug von wenig verarbeiteten Produkten Obst, Gemüse, Milch und Milchprodukte, Fleisch, Fisch, Getreideprodukte, Kartoffeln, hartgekochte Eier, Butter, kaltgeschlagene Pflanzenöle
−	Rohmilch und Rohmilchprodukte Tatar, rohe Eier und daraus hergestellte Produkte

Bestimmte Vitamine (B, C und Beta-Karotin) können die körpereigene Abwehr stärken und dadurch einen Schutz bieten. Auf die Zufuhr von vitaminreichem Obst und Gemüse sollte geachtet werden.

Tips und Ernährungstricks

➡ mehrere kleine Mahlzeiten, über den Tag verteilt, anbieten
➡ täglich frisches Obst und Gemüse verzehren, mindestens 250 bis 300 g, möglichst tiefgrünes und gelbes Gemüse (enthält viel Beta-Karotin)
➡ grundsätzlich zur Nahrungsaufnahme ermutigen
➡ auf geschmackliche Vorlieben eingehen
➡ auf ausreichende Flüssigkeitszufuhr achten
➡ bei starkem Gewichtsverlust energiereiche Lebensmittel wählen
➡ Alkoholkonsum nur nach Rücksprache mit dem Arzt (Medikamente!)
➡ bestehende Stoffwechselfolgeerkrankungen beachten
➡ individuelle Ernährungsgewohnheiten berücksichtigen
➡ Speisen attraktiv anrichten
➡ reichliche Verwendung von Kräutern und Gewürzen

Wichtig für die Stärkung des Abwehrsystems:
- auf Fettverzehr achten, nicht mehr als 30 % der Gesamtenergie
- abwechslungsreiche Kost
- ballaststoffreiche Kost
- angemessenes Körpergewicht
- wenig gepökelte, stark gesalzene oder geräucherte Lebensmittel
- wenig Alkohol
- Vorzug von Nahrungsmitteln aus biologischem Anbau
- ausreichende Jod- und Selenzufuhr

Häufig ist ein frühes Stadium der Krebsentwicklung schmerzlos. Folgende körperliche Veränderungen können Hinweise für eine Krebsentstehung sein:
- Gewichtsverlust (ohne erkennbare Ursache)
- Blut im Urin und Stuhl
- Blutarmut
- anhaltende Schluckbeschwerden
- anhaltende Heiserkeit
- ständige Magenschmerzen
- ertastbare Knoten in der Brust
- auffällige Hautveränderungen
- anhaltende Verstopfung oder Durchfall

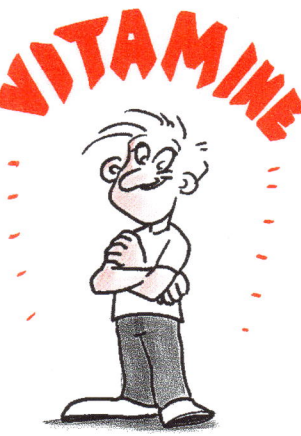

Demenz: Verwirrtheit, Abbau von geistigen Fähigkeiten und Persönlichkeitszerfall

Parkinsonkranke entwickeln im Spätstadium häufig eine Demenz.

Charakteristisch für die Erkrankung ist starkes Zittern, Bewegungsarmut und Steifheit der Muskulatur.

Heute ist die Parkinsonerkrankung eine der häufigsten Erkrankungen des Nervensystems. Frauen wie Männer sind etwa gleich häufig erkrankt.

Die Parkinsonerkrankung zeichnet sich durch einen Mangel an Übertragungsstoffen (Transmitter) im Gehirn aus. Dadurch wird die Informationsweitergabe und -verarbeitung im Gehirn gestört.

4.12 Parkinson und Demenzerkrankung

Etwa 800 000 Menschen über 65 Jahre leiden an Parkinson. Erkrankungen wie Parkinson, die zum Verlust von motorischen Fähigkeiten, Intelligenz und Persönlichkeit führen, stellen die Betroffenen und die Pflegepersonen vor eine große Herausforderung.

Herr L. ist vor drei Jahren an Parkinson erkrankt. Er war Direktor einer großen Firma und jahrelang im Ausland in einer verantwortungsvollen Position tätig. Herr L. weiß um seine Erkrankung und ist häufig in einer depressiven Stimmung. Seine Frau beschreibt folgende Situation:

> *„Mein Mann war immer ausgesprochen sportlich und unternehmungslustig. Durch seine verantwortungsvolle Position war er es gewohnt, Führungsaufgaben zu übernehmen. Zu Beginn der Erkrankung wirkte mein Mann unruhig, fahrig, gereizt und antriebsschwach. Wir schoben das auf seine momentane Streßsituation in der Firma. Später, da war er schon pensioniert, fing er an zu zittern, sein Gesicht wirkte zunehmend maskenhafter. Heute geht er vornübergebeugt und ruckartig. Er ist sehr unruhig, schläft nachts kaum durch. Er irrt häufig durch das Haus, will in die Firma, und manchmal verirrt er sich in unserem kleinen Ort. Alle kennen ihn und bringen ihn dann zurück oder benachrichtigen mich. Besonders schlimm ist es, wenn er nicht einsehen will, daß er essen soll. Er vergißt das Essen einfach, genauso die regelmäßige Medikamenteneinnahme. Er kann teilweise noch selbständig essen, das üben wir auch ständig. Allerdings erfordert das von uns beiden viel Geduld. Wenn er traurig ist, dann mag er einfach gar nichts essen."*

Die Ursachen der Erkrankung sind weitgehend unbekannt. Die Erkrankung kann nach heutigen Erkenntnissen nicht geheilt werden. Mit Medikamenten (L-Dopa-Präparate) wird versucht, auf den Gehirnstoffwechsel Einfluß zu nehmen. Kurzfristige Besserungen werden jedoch leider noch mit langfristigen Nebenwirkungen „bezahlt".

Ursachen und Folgen von Parkinsonerkrankung

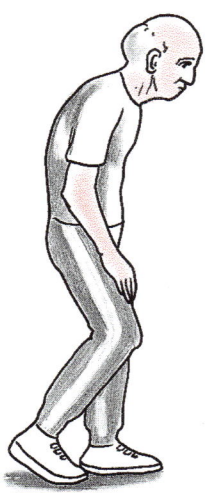

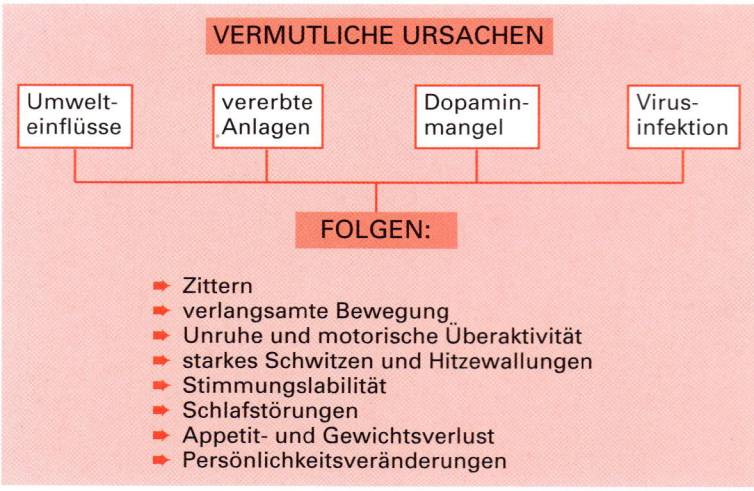

VERMUTLICHE URSACHEN

| Umwelt-einflüsse | vererbte Anlagen | Dopamin-mangel | Virus-infektion |

FOLGEN:

➡ Zittern
➡ verlangsamte Bewegung
➡ Unruhe und motorische Überaktivität
➡ starkes Schwitzen und Hitzewallungen
➡ Stimmungslabilität
➡ Schlafstörungen
➡ Appetit- und Gewichtsverlust
➡ Persönlichkeitsveränderungen

Komplikationen

Parkinsonkranke haben durch starke Unruhe und Herumwandern einen erhöhten Energie- und Flüssigkeitsbedarf. Durch die Erkrankung ist die Funktion der Darmtätigkeit beeinträchtigt, es kann zu Verstopfung kommen.
Während depressiver Stimmungen wird häufig die Nahrungs- und Flüssigkeitsaufnahme verweigert. Dadurch kann es zu Austrocknungserscheinungen kommen. Leidet der Patient zusätzlich an Diabetes, kann es zu einer bedrohlichen Unterzuckerung kommen.

Die Talgdrüsenproduktion ist häufig gestört. Dadurch kommt es zu fettigen Haaren, die Gesichtshaut glänzt salbenartig.

Hinweise für die Lebensmittelauswahl

Bei Parkinsonerkrankungen sollte die letzte Tagesmahlzeit viel Eiweiß enthalten.
Multivitaminpräparate, die Vitamin B_6 enthalten, sollten unbedingt gemieden werden, da dieses Vitamin die Wirksamkeit des Parkinsonmedikaments einschränken kann.
Besonders geeignet sind ballaststoffreiche Lebensmittel (siehe Kostplan S. 96) und flüssigkeitsreiche Lebensmittel (siehe S. 36).
Wie bei allen Demenzerkrankungen sollten die Mahlzeiten regelmäßig und an einem dafür bestimmten festen Ort eingenommen werden. Das bedeutet für den Erkrankten Sicherheit und eine geregelte Einteilung des Tagesablaufes.
Bei bestehenden Stoffwechselerkrankungen ist auf eine entsprechende Kostzusammenstellung zu achten. Es gibt keine Einschränkung für die Lebensmittelwahl.

Wichtig ist eine ausreichende Zufuhr an Nahrungsenergie, um den erhöhten Bedarf durch das Muskelzittern auszugleichen.
Es empfiehlt sich eine kohlenhydratreiche, ballaststoffreiche Kost, die einer Verstopfung entgegenwirkt.

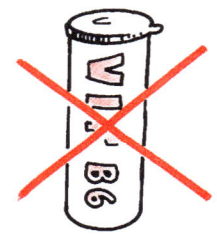

Kein Vitamin B für Parkinsonpatienten

Tips und Ernährungstricks

- ➡ Nahrungsmittel anbieten, die der Erkrankte kennt und gerne ißt
- ➡ feste Tageszeiten für die Mahlzeiten einhalten
- ➡ erhöhten Energiebedarf bei extremer Unruhe berücksichtigen
- ➡ Hauptmahlzeit möglichst zu Mittag anbieten, da dann die Aufmerksamkeit am größten ist
- ➡ bei Schluckbeschwerden weiche Nahrung, zerkleinert oder püriert, anbieten
- ➡ Flüssigkeitszufuhr überwachen, da ein erhöhter Flüssigkeitsbedarf besteht
- ➡ Selbständigkeit beim Essen fördern und üben
- ➡ Hilfestellung nur, soweit unbedingt nötig
- ➡ auf Regelmäßigkeit achten
- ➡ Mahlzeiten farblich und geschmacklich ansprechend anbieten
- ➡ viel liebevolle Zuwendung

Nahrung nur soweit unbedingt notwendig zerkleinern. Genügend Zeit und Ruhe zum Essen geben.

In vielen Städten der Bundesrepublik haben sich Parkinsonkranke in Selbsthilfegruppen zusammengeschlossen. Ca. 160 regionale Gruppen und Kontaktstellen bieten zahlreiche Aktivitäten und Unterstützungen an. Im Angebot sind z. B. medizinische Beratung, Hilfestellung in sozialen Fragen, gemeinsame Ausflüge und – ganz wichtig – der Erfahrungsaustausch.

- Verlust an räumlicher Orientierungsfähigkeit
- Verlust des Interesses am alltäglichen Geschehen
- zunehmende Verwirrtheit
- Verlust der Sprachfähigkeit, verstärkte motorische Unruhe, Harn- und Stuhlinkontinenz
- Auszehrung und Kräftezerfall trotz ausreichender Nahrungsaufnahme

4.13 Alzheimererkrankung

Alzheimererkrankung ist die Hauptursache für Demenz im höheren Lebensalter. Die geistigen Fähigkeiten sind durch die Erkrankung sehr stark beeinträchtigt, es besteht ein fortschreitender Persönlichkeitsverfall.
In Deutschland sind ca. 600 000 Menschen von der Alzheimer Krankheit betroffen, die nach heutigen Erkenntnissen weder zu beeinflussen noch zu heilen ist.

Frau K. ist an Alzheimer erkrankt. Vor ihrer Erkrankung war Frau K. sehr unternehmungslustig und in mehreren Vereinen aktiv. Nachdem Frau K. von ihrer Erkrankung erfuhr, traf sie mit ihrem Mann die Entscheidung, frühzeitig eine Pflegekraft ins Haus zu nehmen.

Herr K.:

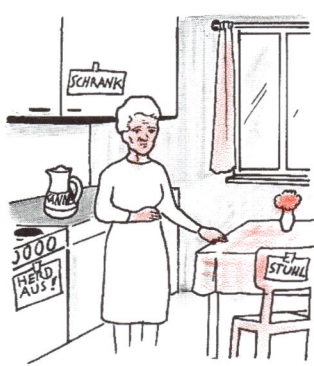

„Es ist schon sehr schwer, mit dem zunehmenden Verfall meiner Frau fertig zu werden. Zu Beginn ihrer Erkrankung wurde sie zunehmend vergeßlicher. Anfänglich war das harmlos, aber dann vergaß sie den Herd abzuschalten, verlor mehrmals den Haustürschlüssel, fand den Nachhauseweg nicht mehr alleine. Heute ist meine Frau auf vollständige Pflege angewiesen. Sie muß gefüttert werden, und das Essen muß ihr langsam und zerkleinert gegeben werden, sonst kann sie es nicht schlucken. Allmählich erkennt sie ihre Mitmenschen nicht mehr. Ich bin froh, daß sie mich noch erkennen kann."

Zeitliche, räumliche und persönliche Orientierung sind bei der Alzheimererkrankung aufgehoben.

Die Ursachen der Alzheimererkrankung sind unbekannt, demzufolge gibt es auch wenig therapeutische Möglichkeiten, die Erkrankung zu heilen oder deren Fortschreiten zu verhindern.

Die Ursachen sind nach wie vor unklar.
Es gibt Vermutungen, die jedoch nicht bewiesen sind.
Ungewiß ist auch, ob es bei dieser Erkrankung erbliche Faktoren sind, die zur Entstehung beitragen.
Inwieweit Umweltbelastungen (z. B. durch Schadstoffanreicherung im Gehirn) ein auslösender Faktor sein können, ist unbekannt.

Ursachen und Folgen von Alzheimererkrankung

URSACHEN UNBEKANNT

FOLGEN:

- Persönlichkeitsveränderung
- Abbau geistiger Fähigkeiten
- Verlust an raum-zeitlicher Orientierung
- Verlust von motorischen Fähigkeiten
- vorzeitiger Tod durch Schwächezustand

Komplikationen

Nahrungsaufnahme wird vergessen, oder Mahlzeiten werden zweimal eingenommen. Durch Verlust von Hunger- und Sättigungsgefühlen können die Erkrankten ihre Bedürfnisse nicht mehr selbst regulieren. Im fortgeschrittenen Stadium ist häufig eine eigenständige Nahrungsaufnahme nicht mehr möglich, die Erkrankten müssen gefüttert werden.
Eine genaue Beobachtung und Kontrolle der Nahrungsaufnahme ist wichtig, da die Erkrankten sich nicht gegen zu heiße oder eine zu schnelle Nahrungsaufnahme wehren können. Verletzungen im Mund und Schmerzen im Magen-Darm-Bereich werden von den Kranken nicht mehr wahrgenommen, da sie häufig nicht wissen, daß sie Schmerzen haben. Herumwandernde und unruhige Kranke haben einen erhöhten Flüssigkeits- und Energiebedarf, dem Rechnung zu tragen ist. Auch jüngere Menschen können an Alzheimer erkranken, für sie gelten die allgemeinen Ernährungsempfehlungen für Alzheimererkrankung.

Hinweise für die Lebensmittelauswahl

Es gibt keine Einschränkung für die Lebensmittelauswahl. Bei bestehenden Stoffwechselerkrankungen ist auf eine entsprechende Kostzusammenstellung zu achten.

Tips und Ernährungstricks

➡ Nahrungsaufnahme zu festen Tageszeiten
➡ Essen geschmacklich und farblich ansprechend gestalten
➡ Nahrungsmittel anbieten, die der Erkrankte kennt und gerne ißt
➡ bei Schluckbeschwerden weiche Nahrung, zerkleinert oder püriert, anbieten
➡ Selbständigkeit unbedingt fördern
➡ zur Nahrungsaufnahme ermutigen
➡ Zeitdruck und Zwang vermeiden
➡ bei der Essensvorbereitung den Erkrankten so weit wie möglich einbeziehen

Weitere Demenzerkrankungen:

Altersabhängige Gehirnveränderungen und Arteriosklerose der Hirngefäße (Schlaganfall) können zu einem Absterben von Gehirnzellen und damit zu einer Demenz führen.
Die Lebensmittelauswahl richtet sich bei diesen Demenzformen zum einen nach bestehenden Stoffwechselerkrankungen, zum anderen gelten die Empfehlungen für die Alzheimererkrankung.

Die Pflege von dementen Menschen bringt die Pflegepersonen oft bis an ihre Grenzen der Belastbarkeit. Um einer Überbelastung entgegenzuwirken, muß die Pflegeperson frühzeitig für sich selbst Strategien entwickeln, die einen Ausgleich zu der Pflegesituation schaffen.

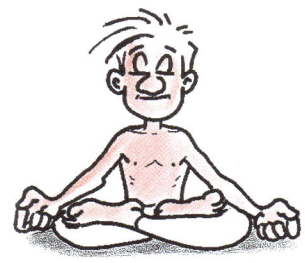

Auch wenn die geistigen Fähigkeiten bei Demenzerkrankungen abnehmen, so sind die Betroffenen in der Lage, Gefühle und Stimmungen wahrzunehmen.

So kann ein schönes und geschmackvoll zubereitetes Essen die Botschaft vermitteln, daß die betreffende Person geliebt wird und wertvoll ist.

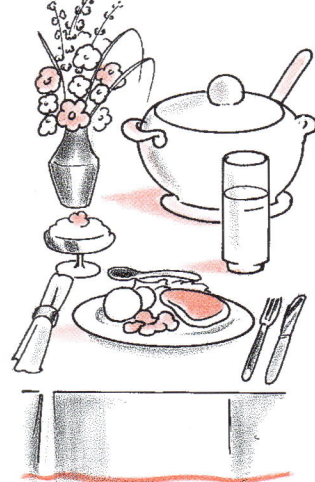

Ballaststoffe:
Sammelbegriff für pflanzliche Bestandteile der Nahrung, die durch die Verdauung nicht abgebaut werden können. Ballaststoffe binden Wasser, sorgen so für eine größere und weichere Stuhlmenge.

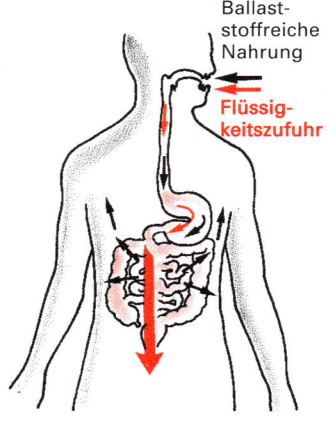

Ballaststoffreiche Nahrung

Flüssigkeitszufuhr

Kreislauf bei Abführmittelmißbrauch:

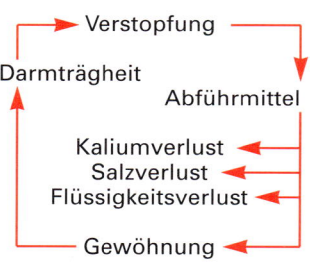

Verstopfung
Darmträgheit
Abführmittel
Kaliumverlust
Salzverlust
Flüssigkeitsverlust
Gewöhnung

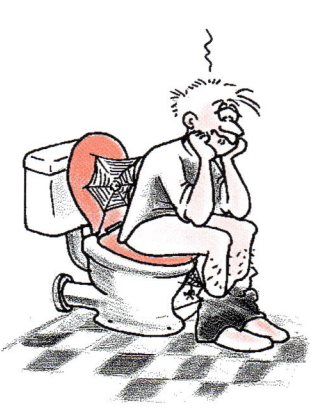

4.14 Chronische Verstopfung (Obstipation)

Herr O. lebt mit seiner Frau in einer Wohnanlage für Senioren. Seine Frau kocht das Essen selbst und kann auch noch die meiste Hausarbeit ohne Hilfe verrichten. Vor seiner Pensionierung war Herr O. Gärtner. Seit einem Fahrradunfall ist Herr O. leicht gehbehindert, aber sonst gesund.

Herr O.:

„Nach meinem Unfall konnte ich längere Zeit überhaupt nicht gehen und war auf einen Rollstuhl angewiesen. Das war schon schlimm genug. Was mir jedoch am meisten Kummer bereitete, war, daß es mit meiner Verdauung nicht mehr klappte. Da hatte ich noch nie Probleme gehabt. Ich half mir anfänglich mit Abführmitteln, aber davon wurde es auch nicht besser. Nach Rücksprache mit meinem Arzt ließ ich die Abführmittel weg und half mir mit Backpflaumen, Weizenkleie und Mineralwasser. Statt weißem Toastbrot essen wir Vollkorntoast und ab und an auch Müsli. Langsam kam die Verdauung in Gang, und heute ist sie wieder in Ordnung."

Chronische Verstopfung ist weit verbreitet. Etwa 60 % der Erwachsenen sind in Deutschland davon betroffen. Bei chronischer Verstopfung ist der Stuhl hart, und die Darmentleerung ist nur durch starkes Pressen möglich. Der Stuhlgang erfolgt unregelmäßig, meist alle drei bis vier Tage, häufig wird nur eine kleine Menge ausgeschieden.

Ursachen und Folgen chronischer Verstopfung

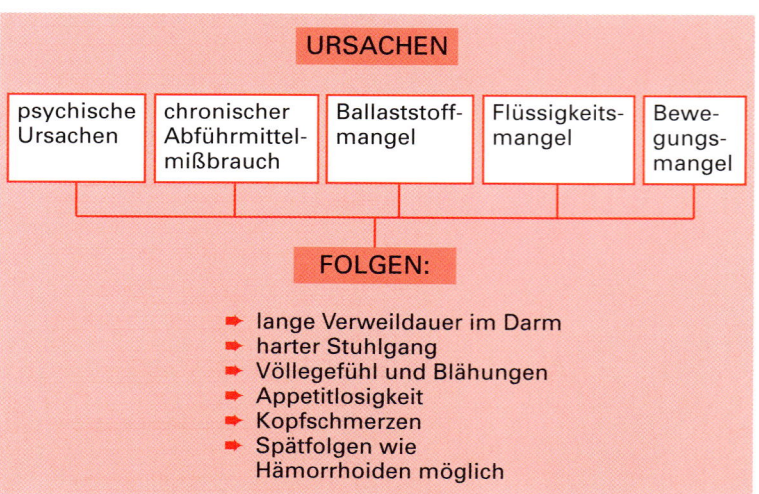

URSACHEN

| psychische Ursachen | chronischer Abführmittelmißbrauch | Ballaststoffmangel | Flüssigkeitsmangel | Bewegungsmangel |

FOLGEN:
- lange Verweildauer im Darm
- harter Stuhlgang
- Völlegefühl und Blähungen
- Appetitlosigkeit
- Kopfschmerzen
- Spätfolgen wie Hämorrhoiden möglich

Komplikationen

Die lange Verweildauer des Stuhles im Darm kann zu Darmentzündungen führen, mögliche Spätfolgen können z. B. Divertikulitis oder Dickdarmkrebs sein.
Durch starkes Pressen können Hämorrhoiden entstehen. Eine
plötzlich auftretende, länger anhaltende Verstopfung ohne er-
sichtlichen Grund muß untersucht werden. Ursachen dafür können Darmverschluß, ein Tumor oder entzündliche Veränderungen im Darm (Divertikulitis) sein. Medikamente können die
Darmtätigkeit beeinträchtigen und so zu einer Verstopfung beitragen.

Hinweise für die Lebensmittelauswahl

Ballaststoffgehalt ausgewählter Lebensmittel		
Lebensmittel	Portion in g	Ballaststoffe in g
Feige, getrocknet	100	20
Pflaume, getrocknet	100	15
Roggenvollkornbrot	100	6
Spinat, gekocht	100	6
Erbsen, grün, gekocht	100	5
Weizenvollkornbrot	100	5
Roggenmischbrot	100	3
Möhren, roh	100	3
Blumenkohl, gekocht	100	2

Die Aufnahme der Ballaststoffe ist in den letzten 100 Jahren erheblich zurückgegangen: von etwa 100 g damals auf 20 bis 25 g
heute. Empfohlene tägliche Zufuhr: 30 g Ballaststoffe

Tips und Ernährungstricks

➡ ballaststoffreiche Lebensmittel bevorzugen, nach Empfehlungen der DGE sollen täglich 30 g Ballaststoffe verzehrt werden
➡ Abführmittel langsam absetzen
➡ ausreichende Flüssigkeitszufuhr beachten (mindestens 2 l
täglich)
➡ größere Spätmahlzeiten vermeiden, mehrere kleine Mahlzeiten über den Tag verteilen
➡ für ausreichende Bewegung sorgen
➡ viel Obst und Gemüse verzehren
➡ langsame Umstellung von Mischbrot auf Vollkornbrot
➡ Nahrung gründlich kauen
➡ die Umstellung auf eine ballaststoffreiche Kost sollte langsam erfolgen, damit keine Unverträglichkeiten entstehen
➡ bei ballaststoffreicher Kost muß unbedingt auf ausreichende Flüssigkeitszufuhr geachtet werden, da es sonst zu
Verstopfung kommt

Nützlicher Ballast

Ballaststoffe bewirken:
• längere Kaudauer
• erhöhte Speichelbildung
• langsamere Nahrungsauf-
nahme
• bessere Sättigung
• bessere Darmgesundheit
durch Einfluß auf Darm-
bakterien
• bessere Darmentleerung

Beschaffenheit des Stuhles
bei Verstopfung:
• hart
• Menge gering
• schafskotartig

Hilfe bei Verstopfung:
• zwei Backpflaumen über
Nacht einweichen, vor dem
Frühstück verzehren
• ein Glas Mineralwasser
morgens nüchtern trinken
• „Bauchgymnastik": vor
dem Aufstehen im Bett
morgens schnell hintereinander Bauch einziehen und
entspannen, mindestens
10 x hintereinander. Kurze
Pause, dann nochmals
wiederholen.

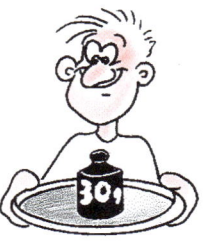

„Darmfegermüsli"
Zutaten:
zwei eingeweichte Back-
pflaumen
2 El grobe Haferflocken
1 Tl geschrotete Leinsamen
1 Tl Weizenkleie
1 Tl Rosinen
1 Tl Zitronensaft
Obst der Jahreszeit
1 Becher Joghurt
Alle Zutaten miteinander
vermischen.

Der Körper setzt Fieber gegen eindringende Krankheitserreger ein, die empfindlich auf erhöhte Temperaturen reagieren.

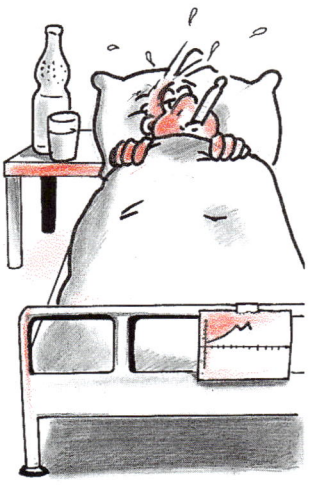

Allerdings bezahlt der Körper dafür einen Preis: Sämtliche Körpervorgänge sind beschleunigt, da sie temperaturabhängig sind. Dafür benötigt der Körper mehr Energie. Dieser erhöhte Energiebedarf wird in der Regel durch den Abbau von Fettgewebe gewonnen, aber eben auch durch den Abbau von Muskelmasse.

4.15 Fieber

Fieber oder erhöhte Körpertemperatur ist keine Erkrankung an sich, sondern Folge unterschiedlicher Ursachen. Der gesamte Körper ist bei Fieberzuständen in Mitleidenschaft gezogen, der Mensch fühlt sich elend, schlapp und krank.

Frau U.:

> *„Vor zwei Wochen hat es mich richtig bös erwischt, schon morgens wachte ich mit Fieber auf. Das Fieber stieg im Laufe des Tages auf 38,9 °C, trotz der Wadenwickel und Armwickel sank es auch die ganze Nacht nicht. Ich hatte überhaupt keinen Hunger, und obwohl mein Mann extra etwas zu essen zubereitete, konnte ich nichts essen. Nur trinken wollte ich, ich fühlte mich förmlich ausgebrannt. Nach zwei Tagen klang das Fieber langsam ab, aber ich war danach ganz schön wackelig auf den Beinen."*

Durch Fieber steigt der Energiebedarf des Körpers. Darüber hinaus benötigt der Körper bis zu 50 % mehr Flüssigkeit, um durch Schwitzen entstehende Wasserverluste auszugleichen. Gleichzeitig verliert der Körper Mineralstoffe und Mineralsalze. Diese müssen mit der Nahrung oder auch mit Flüssigkeit dem Körper wieder zugeführt werden.

Ursachen und Folgen von Fieber

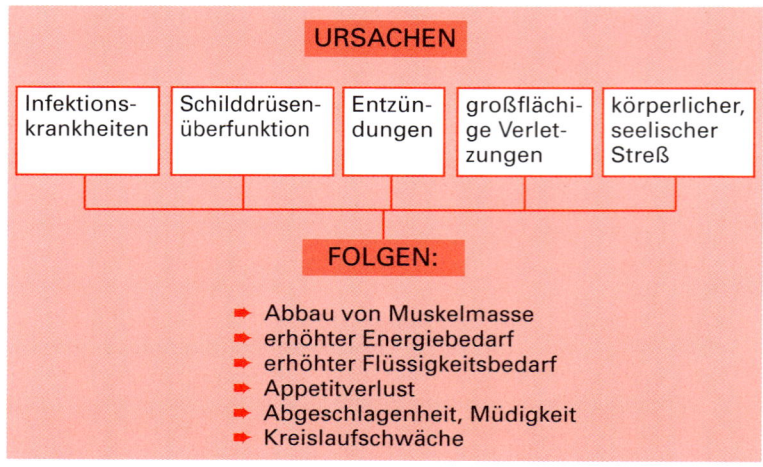

Komplikationen

Steigt das Fieber über 40 °C, kann es zu einer lebensbedrohlichen Situation kommen. Der Herzmuskel wird übermäßig beansprucht, und der Abbau von Muskelmasse schwächt den Körper. Lang anhaltendes Fieber über mehrere Tage sowie Schüttelfrost beeinträchtigen das Herz-Kreislauf-System.

Hinweise für die Nahrungsmittelauswahl

Grundsätzlich besteht bei Fieber keine Einschränkung der Lebensmittelauswahl. Alkoholische Getränke sollten allerdings gemieden werden.
Meistens haben Fieberkranke keinen oder wenig Appetit. Trotzdem sollten dem Patienten Lebensmittel angeboten werden.
Kleine, appetitlich angerichtete Zwischenmahlzeiten sollten ebenso angeboten werden wie wohlschmeckende Getränke. Es sollte stets versucht werden, den Patienten zu Essen und Trinken zu ermuntern.
Alles, was dem Fieberkranken schmeckt, worauf er Appetit verspürt, kann er essen.
Besonders geeignet ist eine langsam aufbauende Kost, beginnend mit leicht verdaulichen Speisen, z. B. Milchprodukte, Pudding, Obst und Obstkompott, gekochtes Ei, Toastbrot, leichte Rohkostsalate, fettarmes Fleisch, Fisch und Geflügel.
Häufig tritt bei Fieber als Folge von Flüssigkeitsmangel Verstopfung auf. Ballaststoffreiche Lebensmittel und reichlich Flüssigkeitszufuhr können hier Abhilfe schaffen (siehe Kostplan S. 94).

Bei Fieber ist die Pulsfrequenz erhöht, sie steigt mit jedem °C um 8 bis 12 Schläge pro Minute an. Der Körper fühlt sich heiß an, das Gesicht ist gerötet, und die Augen glänzen.

Bieten Sie dem fieberkranken Menschen ausreichend verdünnte Obst- und Gemüsesäfte, ungesüßte Früchte- und Kräutertees, Mineralwasser, Bouillon, Gemüsebrühen an – beugt Wasser- und Mineralstoffverlusten vor.

Sehr magere Menschen verfügen über geringere Reserven als fülligere Menschen, folglich ist ihr Speicher schnell erschöpft. Die Folge kann eine langsame Auszehrung sein. Gewichtsverluste werden nach Genesung bei sehr mageren Menschen nur schwer und langsam ausgeglichen. Bei erneuten Erkrankungen sind ihre Ausgangsbedingungen wiederum verschlechtert. Dies kann zu einem zunehmenden Kräfteverfall führen.

Der Urin riecht stark und ist dunkel, Anzeichen für mangelnde Flüssigkeitsaufnahme.

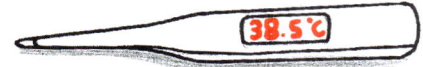

Tips und Ernährungstricks

➤ für ausreichende Flüssigkeitsaufnahme sorgen
➤ mehrere kleine Mahlzeiten, über den Tag verteilt, anbieten
➤ zur Nahrungsaufnahme ermutigen, nicht zwingen
➤ viel flüssigkeitsreiche Lebensmittel anbieten (siehe Seite 37)
➤ auf geschmackliche Vorlieben eingehen
➤ bei länger anhaltendem Fieber unbedingt den Arzt benachrichtigen
➤ bei hohem Fieber über 40 °C den Arzt benachrichtigen
➤ plötzlichen Fieberabfall durch Medikamente vermeiden (kann zu Kreislaufversagen führen)
➤ Anbieten von salzhaltigen Gemüsesäften oder Bouillon

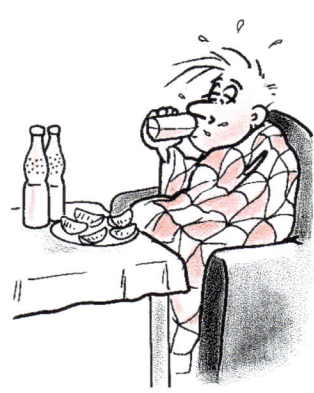

Sehr alte Menschen neigen häufig zu Schluckbeschwerden.
Die Nahrungsaufnahme erfordert viel Zeit und Mühe für die Betroffenen und Pflegepersonen.

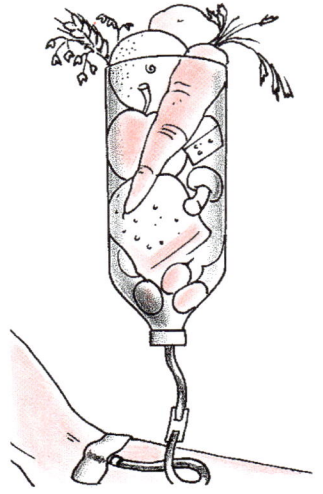

Eine Infusions- oder Sondentherapie darf nur Krisensituationen vorbehalten werden und sollte nicht aus Gründen der Zeitersparnis angewendet werden.

Ist der Kranke bei Bewußtsein und ansprechbar, sollte die Vorgehensweise einer Infusions- oder Sondentherapie ausführlich erklärt werden.

Die eigenständige Nahrungsaufnahme sollte so lange wie möglich erhalten und gefördert werden.

Bei psychisch verwirrten Personen besteht die Gefahr, daß sie Infusionsschläuche herausziehen und sich so Schaden zufügen. Eine sorgfältige Beobachtung der Kranken ist daher wichtig.

4.16 Künstliche Ernährung

Die Nahrungsaufnahme erfolgt normalerweise über den Mund. Besondere Umstände, wie z. B. schwere Erkrankungen, Bewußtlosigkeit, Operationen, psychische Störungen, können die Nahrungsaufnahme über den Mund verhindern.

Zur Lebenserhaltung muß dann Nahrung auf künstlichem Wege zugeführt werden:
a.) durch Infusion (parenterale Ernährung)
b.) durch Sonden (enterale Ernährung)

Die Entscheidung, eine Sonde oder Infusion zu legen, trifft immer der Arzt. Es ist auch die Aufgabe des Arztes, eine Sonde oder Infusion anzubringen. Pflegekräfte müssen die Kranken betreuen und Sonden und Infusionen überwachen. Psychische Betreuung wie Zuspruch und Trost sind dabei genauso wichtig wie die Überprüfung von Sonde oder Infusion.

Frau R. leidet an einer chronischen Dünndarmentzündung (Morbus Crohn). Manchmal treten plötzliche Krankheitsschübe auf, die von heftigen Schmerzen begleitet sind. Frau R. lebt mit ihrem Mann in einer süddeutschen Großstadt.

Frau R.:

> *„Die letzte Attacke war besonders schlimm. Es traf mich ziemlich unvorbereitet. Noch in der Nacht kam ich ins Krankenhaus, und am nächsten Morgen wurde ich am Darm operiert. In den ersten Tagen wurde ich nur über Infusion ernährt, damit sich der Darm erholen konnte. Erst nach einiger Zeit durfte ich wieder richtig essen. Ich war richtig froh, als ich die Speisen wieder kauen und schmecken konnte …"*

Parenterale Ernährung kann zusätzlich zu normaler Nahrung zugeführt werden, so z. B. bei akuter Austrocknung (Exsikkose).

Längerfristige Ernährung sollte durch eine Sonde gewährleistet werden, die durch die Nase und die Speiseröhre oder direkt in den Magen gelegt wird. Zu den Mahlzeiten werden flüssige Nahrungsbreie (aus hygienischen Gründen sind Fertigprodukte vorzuziehen) verabreicht. Die Flüssignahrung sollte Körpertemperatur haben und nur in kleinen Portionen gegeben werden. Sind die Portionen zu groß, kann dies zu Erbrechen oder Übelkeit führen. Wichtig ist ein Spülen der Sonde mit lauwarmem Wasser oder Kamillentee vor und nach jeder Mahlzeit.

Manche Erkrankungen, wie z. B. Verlust der Schluckfähigkeit, Gehirntrauma, machen eine dauerhafte Sondenernährung vonnöten.

Da Sonden durch die Nase und Speiseröhre zu Druckge-
schwüren der Schleimhäute führen können, wurde eine neue
Sondenart entwickelt: die PEG-Sonde (**p**erkutane **e**ndoskopisch
kontrollierte **G**astrotomie). Ein operativer Eingriff ermöglicht es,
die Sonde direkt in den Magen zu legen.
Allerdings muß die PEG-Wunde sorgfältig und vor allem steril
versorgt werden. Auftretende Entzündungen müssen sofort
vom Arzt behandelt werden, es besteht die Gefahr einer Bauchfellentzündung.

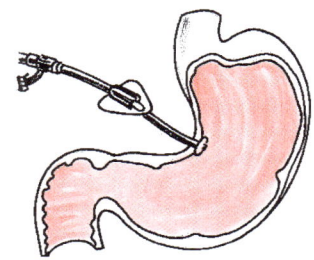

PEG-Sonde

Anwendungsgebiete von Infusionen und Sonden

	Infusionstherapie	Sondentherapie
Anwendung	Wassermangel, Blutver-lust, Unterernährung	Bewußtlosigkeit, Schluck-beschwerden, schwere Verdauungsstörungen, psychische Erkrankungen
Komplikationen	Luftembolie, Lungen-ödem, Schock, Entzün-dungen verwirrte Menschen ziehen oft Infusions-schläuche heraus	beim Einführen kann die Sonde in die Lunge ge-langen, bei schneller Zu-fuhr der Sondennahrung kann es zu Übelkeit, Er-brechen, Durchfall kom-men
wichtig	gute Beobachtung und Überwachung während der Anwendung	auf Flüssigkeitszufuhr muß geachtet werden, Fertigprodukte vorziehen
was wird zugeführt	sterile Flüssigkeit, Bluttransfusion, Glu-coselösung, Medika-mente	Flüssignahrung
Gegenanzeigen	kurzfristige Anwendung: keine langfristige Anwendung: kann zu Unverträglich-keiten führen	bei Blutungen im Magen-Darm-Bereich, bei häufi-gem Erbrechen
Vor- und Nach-teile	+ kann relativ einfach angebracht werden + schnell wirksam + Nahrung kann zusätz-lich zugeführt werden − angebunden an Infu-sionsflaschen − Entzündungen und Überbeanspruchung der Venen − Darmschleimhaut kann sich zurück-bilden − teurer als Sonden-ernährung	+ vollständige Ernährung möglich − Druckgeschwüre − mangelnde Kautätigkeit kann zu Entzündungen im Mund führen − Essen kann nicht ge-schmeckt werden, so-zialer Aspekt des Essens fehlt

Geschmackliche Eindrücke,
Freude am Essen bieten gerade kranken Menschen
Trost und Abwechslung. Eigenständige Nahrungsauf-
nahme sind wichtige Bereiche der Persönlichkeit.

Neben der Überwachung
der Infusionen oder Sonden
ist eine menschliche Zuwendung ebenso wichtig. Trost,
Verständnis und Aufmunte-
rung sind hilfreich und tragen zum Heilungsprozeß
bei.

Gründe für eine häufige Medikamenteneinnahme:
- Verschiedene Fachärzte verschreiben ohne Absprache untereinander
- Angst vor Veränderungen, die altersbedingt sind, führen zur Einnahme nicht verschreibungspflichtiger Medikamente
- Meinung, daß „viel" auch „viel" hilft
- Furcht z. B. vor Verstopfung
- Nebenwirkung eines Medikaments wird mit anderen Medikamenten behandelt

Pharmakokinetik:
beschreibt den Vorgang, wie der Körper Medikamente aufnimmt, verteilt, abbaut und ausscheidet. Im höheren Lebensalter sind alle diese Vorgänge verlangsamt, was häufig eine andere Wirkung der Medikamente bei älteren Menschen im Vergleich zu jüngeren zur Folge hat.

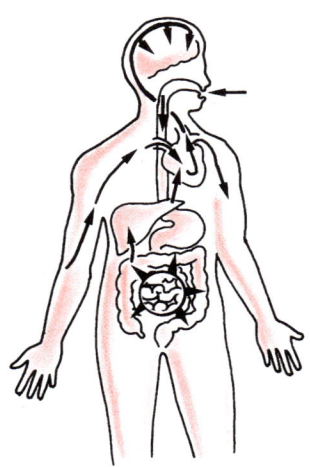

Der Weg der Arzneimittel durch den Körper

Eisen und Calcium bilden mit Inhaltsstoffen von Tee unlösliche Komplexe und verhindern Aufnahme der Medikamente

4.17 Wechselwirkungen mit Medikamenten

Viele ältere Menschen nehmen regelmäßig Medikamente ein. Die Gründe dafür sind chronische Erkrankungen, altersbedingte Veränderungen oder ärztliche Verordnungen. Häufig werden von verschiedenen Ärzten unterschiedliche Medikamente verschrieben oder auch nicht verschreibungspflichtige Medikamente von den Betroffenen zusätzlich eingenommen. Nicht in jedem Fall werden mögliche Wechselwirkungen mit der Nahrung genau überprüft. Frau Z. lebt mit ihrer Freundin in einer gemeinsamen Wohnung. Frau Z. leidet unter chronischen Kopfschmerzen und Magenbeschwerden. Sie nimmt regelmäßig Acetylsalicylsäuretabletten ein, die für sie, wie sie sagt, „Lebenselixier" sind. Weil sie öfter Verdauungsprobleme hat, nimmt sie täglich Abführmittel.

Frau Z.:

> *„Vor 2 Wochen ging ich zum Arzt, weil ich doch ständig Magenschmerzen und Kopfschmerzen habe und mich immer so schlapp fühle. Mein Hausarzt hat sich viel Zeit für mich genommen, und er wollte genau wissen, welche Tabletten ich so einnehme. Danach erklärte er mir, ich solle probehalber zwei Wochen keine Acetylsalicylsäuretabletten oder Abführmittel nehmen. Außerdem meinte er, die Kopfschmerzen kämen von meinen kaputten Wirbeln. Er sagte auch, daß die Acetylsalicylsäuretabletten meinen Magen belasten würden und wahrscheinlich ein Eisenmangel die Folge ist, deshalb solle ich die mal weglassen. Anfangs hatte ich echt Angst, ob die Kopfschmerzen und auch die Verstopfung nicht schlimmer würden. Doch die Magenschmerzen wurden bald besser, und auch der Rat half, mehr zu trinken und morgens statt Brötchen Vollkornbrot zu essen. Jetzt nehme ich seit drei Wochen nicht mehr diese Medikamente, und eigentlich fühle ich mich recht wohl."*

Folgende Wechselwirkungen können zwischen Nahrungsaufnahme und Medikamenten auftreten:
- Wirkung von Medikament auf Nahrungsaufnahme und -verstoffwechselung
- Wirkung von Nahrung auf Medikamente und Medikamentenwirkung

Übersicht der Wechselwirkungen von Nahrung und Medikamenten

1. Medikament auf Nahrung	2. Nahrung auf Medikament
• Cholesterinsenkende Medikamente vermindern die Aufnahme fettlöslicher Vitamine • Abführmittel binden Mineralstoffe • Veränderungen im Magen-Darm-Bereich führen zu mangelhafter Verdauung • Antibiotika töten wichtige Darmbakterien ab	• **verzögerte** Aufnahme der Medikamente, z. B. bei fettreicher oder ballaststoffreicher Ernährung • **schnellere** Aufnahme des Medikamentes, z. B. bei fettarmer Kost • **verstärkte** Medikamentenwirkung, z. B. durch Alkohol oder Kaffe • **geschwächte** Medikamentenwirkung, z. B. bei eiweiß- und fettreicher Kost

Komplikationen

Ernährungsbedingte Mangelerscheinungen können durch Medikamente verstärkt oder beschleunigt werden. Personen, die untergewichtig sind, sind davon häufig betroffen.

Übersicht der Wechselwirkung von Arzneimitteln und Nahrungsmitteln (Auswahl), Ernährungsempfehlungen

Arzneimittel-klasse	Wechselwirkung	Ernährungsempfehlung
Gerinnungs-hemmer	Lebensmittel mit viel Vitamin K schwächen die Wirkung der Medikamente	Alkoholkonsum einschränken, Nahrung reich an Vitamin K meiden (z. B. Kohl, grünes Gemüse, Leber, Käse, Eigelb)
Gichtmittel	können die Darm-schleimhaut schädigen, Aufnahme von Vitamin B_{12}, fettlöslichen Vitaminen, Karotin und Fett ist beeinträchtigt	unmittelbar vor oder nach der Mahlzeit mit Wasser einnehmen – ausreichende Flüssigkeitszufuhr ist wichtig
Antidepressiva	mögliche Wechselwirkung mit Riboflavin, können Magenbe-schwerden und Verstopfung verursachen, trockener Mund, Appetitveränderungen	unmittelbar vor oder nach Mahlzeit einnehmen – auf ausreichende Ballaststoff- und Flüssigkeitszufuhr sowie regelmäßige Mahlzeiten achten
Blutdruckmittel	kann Vitamin-B_6-Verfügbarkeit verringern, dadurch Mangel	erhöhte Zufuhr an Vitamin B_6 durch Getreide, Gemüse
Antibiotika	Darmflora wird teilweise abgetötet, Verstopfung	auf ausgewogene Ernährung achten, Joghurt hilft Darmfunktion zu regenerieren – ausreichende Flüssigkeitszufuhr ist wichtig
Beruhigungs-mittel	appetitsteigernd, häufig Verstopfung	ausreichende Ballaststoffe- und Flüssigkeitszufuhr
Acetylsalicyl-säure (ASS)	Magenschleimhautentzündung und Blutungen möglich	ausreichende Eisenzufuhr; Vitamin C fördert die Eisenaufnahme, z. B. Orangensaft, Kiwi, Paprika
Antazida	Aluminium- und Magnesiumverbindungen können unlösliche Verbindungen bilden, die die Arzneiwirkung vermindern können	Einnahme nach der Mahlzeit nicht mit Kaffee oder schwarzem Tee

Stärkungsmittel (Geriatrika) werden häufig als Wundermittel gepriesen. Sie schaden in der Regel nicht, bringen aber auch nicht den erhofften Nutzen. Sie sind oft überteuert und können auch in einigen Fällen durch entsprechende Kostzusammenstellung ersetzt werden, z. B. Vitamintabletten durch vitaminhaltige Lebensmittel, ballaststoffhaltige Kost statt Abführmittel, Milch statt Kalziumpräparaten.

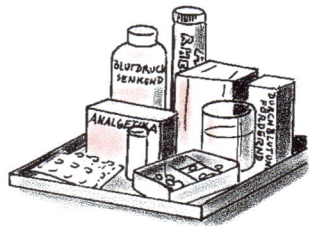

verschreibungspflichtige Medikamente

Als Nebenwirkung der Medikamente können psychische Veränderungen auftreten.

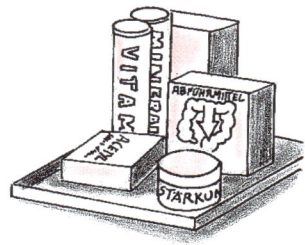

Nicht verschreibungspflichtige Medikamente

Häufige Medikamente (verschreibungspflichtig):
- blutdrucksenkende Mittel
- Schmerz- und Schlafmittel
- Anti-Rheuma-Mittel
- durchblutungsfördernde Medikamente

Häufige Medikamente (nicht verschreibungspflichtig):
- Acetylsalicylsäure
- Vitamine und Mineralstoffe
- Abführmittel
- leichte Schlafmittel
- Stärkungsmittel

In jedem Fall ist zu prüfen, ob eine Wechselwirkung zwischen eingenommenen Medikamenten und der Ernährung auftreten kann. Beipackzettel der Medikamente aufmerksam lesen, im Zweifel Rücksprache mit Arzt halten.

Tips und Ernährungstricks:

➡ in jedem Fall sorgfältige Überprüfung aller eingenommenen Medikamente
➡ auf ausgewogene Ernährung achten
➡ ausreichende Flüssigkeitszufuhr
➡ Beipackzettel der Medikamente genau durchlesen
➡ Einnahme von zusätzlichen, nicht vom Arzt verordneten Medikamenten einschränken
➡ bei vermuteten Wechselwirkungen oder Unverträglichkeiten mit dem Arzt Rücksprache halten
➡ Medikamente immer nur mit ausreichend Wasser einnehmen

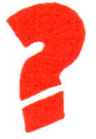

Aufgaben

1. Nennen Sie die Kriterien, die bei kurzfristigen Diäten und Kostumstellungen zu berücksichtigen sind.
2. Geben Sie Beispiele für ernährungsabhängige Krankheiten.
3. Welche Transportformen des Cholesterins kennen Sie, was bewirken diese im Körper?
4. Wie soll eine Kost bei erhöhten Blutfettwerten zusammengesetzt sein?
5. Beschreiben Sie die Anzeichen einer drohenden Unterzuckerung. Was tun Sie dagegen?
6. Welche Merkmale sind frühe Hinweise auf einen Diabetes?
7. Weshalb sind bei Diabetes nur die Kohlenhydrate zu berechnen?
8. Nennen Sie Ursachen und Folgen von Übergewicht.
9. Beschreiben Sie psycho-soziale Ursachen von Untergewicht.
10. Welche Lebensmittel enthalten viel Kalzium?
11. Weshalb sollten Alkohol und Fleisch bei bestehender Gicht vermieden werden?
12. Welche Lebensmittel kennen Sie, die sich besonders gut zur Behebung einer Obstipation eignen?
13. Warum sollten keine Abführmittel bei Obstipation eingesetzt werden?
14. Welche Lebensmittel eignen sich besonders bei Bluthochdruck?
15. Machen Sie einen Vorschlag, wie eine Kost bei bestehender Krebserkrankung zusammengesetzt sein soll.
16. Beschreiben Sie die Folgen von chronischem Alkoholmißbrauch für die Leber.
17. Welche Lebensmittel würden Sie bei Fieber anbieten?
18. Welche Ernährungsratschläge würden Sie einem Rheumakranken geben?
19. Worauf ist bei der Ernährung von Parkinsonkranken besonders zu achten?
20. Welche Ernährungsempfehlungen gelten für Demenzerkrankungen?
21. Nennen Sie Vor- und Nachteile der Sondentherapie.
22. Beschreiben Sie die Wechselwirkung von Medikamenten und Nahrung für Antazida, Antibiotika, Beruhigungsmittel.

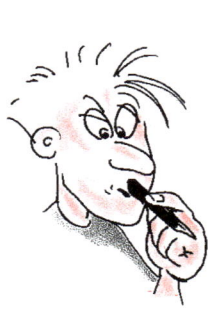

Kostpläne für erhöhte Blutfettwerte, Diabetes, Obstipation

Bestimmte Erkrankungen erfordern besondere Ernährungsweisen, die teilweise längerfristig oder lebenslang eingehalten werden müssen. Dabei bedeutet dies jedoch nicht, auf geschmackliche Vorlieben vollständig zu verzichten oder nur noch eintönige Kost essen zu müssen. Die beschriebenen Kostpläne sollen eine Orientierungshilfe sein und Beispiele geben, wie ein Speiseplan zusammengesetzt werden kann. Wie bei jeder anderen Ernährungsweise auch kann eine entsprechende Kostform abwechslungsreich und geschmackvoll sein. Der individuellen Phantasie sind dabei keine Grenzen gesetzt, die jeweiligen Kostpläne auszugestalten. Alle angeführten Kostformen können auch von Gesunden gegessen werden.

Die Kostpläne geben einen Tagesplan an, der als Rahmen für die jeweilige tägliche Nahrungszufuhr gelten kann. Alle Nährstoffe, Mineralstoffe, Spurenelemente und Vitamine sind dabei nach den Empfehlungen der DGE enthalten.

Tagesplan für den gesunden älteren Menschen

Energiezufuhr 7100–7500 kJ entspricht 1700–1800 kcal		
Lebensmittel	Menge	Austauschmöglichkeit
Milch, 1,5 %	250 ml	oder gleiche Menge fettarmer Joghurt, Kefir, Buttermilch, Dickmilch
Buttermilch	200 ml	oder 3 Eßlöffel Magerquark
Fleisch, mager	100 g	oder 150 g Fischfilet und 5 g Butter
Aufschnitt	50 g Käse oder Wurst	oder 2 Scheiben Käse oder 1 Ei und 30 g Camembert (45 % Fett i. Tr.) oder 100 g Heringsfilet in Soße
Butter/Margarine	25 g	
Öl	5 g	vorzugsweise kaltgepreßtes Olivenöl
Brot	200 g Vollkornbrot + 1 Scheibe Mischbrot + 1 Brötchen	200 g Mischbrot oder 2 Stück Zwieback oder 3 Scheiben Knäckebrot
Kartoffeln	200 g	oder 50 g ungekochte Nudeln oder 50 g ungekochter Reis oder 150 g gekochte Klöße
Haferflocken	20 g	oder 3 Eßlöffel Grieß, Suppeneinlage
Honig/Marmelade	30 g	oder 30 g Fruchtmus
Gemüse (ungeputzt)	300 g	oder 250 g geputztes Gemüse
Obst (ungeputzt)	300 g	oder 250 g geputztes Obst

Kostplan bei erhöhten Blutfettwerten

Folgende Richtlinien stehen im Vordergrund:
- erhöhte Ballaststoffzufuhr
- Normalgewicht erreichen
- mageres Fleisch und fettarme Fleischprodukte
- fettarme Milch und Milchprodukte
- statt tierischer Fette pflanzliche Fette und Öle
- Alkoholkonsum stark einschränken
- höchstens 1 bis 2 Eier pro Woche
- Süßigkeitenkonsum (auch Torten und Kuchen) stark einschränken

Tagesplan bei erhöhten Blutfettwerten

Energiezufuhr 7100–7500 kJ entspricht 1700–1800 kcal (bei Normalgewicht)		
Lebensmittel	**Menge**	**Austauschmöglichkeit**
Milch, 1,5 %	250 ml	oder gleiche Menge fettarmer Joghurt, Kefir, Buttermilch, Dickmilch
Buttermilch	200 ml	oder 3 Eßlöffel Magerquark
Fleisch, mager	100 g	besser: 150 g Fischfilet (magere Fische, z. B. Kabeljau, Schellfisch, Seelachs)
Aufschnitt	40 g magerer Käse	oder 2 Scheiben Corned beef oder 50 g Heringsfilet in Soße oder 50 g Geflügelwurst
Margarine	10 g	
Öl	5 g	vorzugsweise kaltgepreßtes Olivenöl
Brot	250 g Vollkornbrot + 1 Vollkornbrötchen	250 g Mischbrot oder 3 Scheiben Knäckebrot
Kartoffeln	200 g	oder 50 g ungekochte Vollkornnudeln oder 50 g ungekochter Naturreis
Haferflocken	20 g	oder 3 Eßlöffel Grieß
Honig/Marmelade (Diabetikermarmelade)	30 g	oder 30 g Fruchtmus
Gemüse (ungeputzt) (nach Möglichkeit keine Avocados, Oliven)	300 g	oder 250 g geputztes Gemüse
Obst (ungeputzt)	300 g	oder 250 g geputztes Obst

Kostplan bei Diabetes

Ausgangspunkt ist die jeweilig verordnete Kohlenhydratmenge des Arztes. Generell gilt bei Diabetes, daß mehrere kleine Mahlzeiten, über den Tag verteilt, eingenommen werden sollen, damit ein Absinken des Blutzuckers vermieden wird.

Fleisch, Fette, Käse, Wurst und die meisten Gemüsesorten brauchen nicht angerechnet zu werden.

Tagesplan bei beispielsweise 10 BE (120 g Kohlenhydrate)

Energiezufuhr 7100–7500 kJ entspricht 1700–1800 kcal		
Lebensmittel	Menge	Austauschmöglichkeit
Milch, 1,5 %	250 ml (**1 BE**)	oder gleiche Menge fettarmer Joghurt, Kefir, Buttermilch, Dickmilch oder 3 Eßlöffel Magerquark
Fleisch, mager	100 g	oder 150 g Fischfilet und 5 g Butter
Aufschnitt	50 g Käse oder Wurst	oder 2 Scheiben Käse oder 1 Ei u. 30 g Camembert (45 % Fett i. Tr.) oder 100 g Heringsfilet in Soße
Butter/Margarine	25 g	
Öl	5 g	vorzugsweise kaltgepreßtes Olivenöl
Vollkornbrot	130 g (**4 BE**)	
Kartoffeln	80 g (**1 BE**)	oder 15 g ungekochter Naturreis (**1 BE**)
Haferflocken	20 g (**1 BE**)	oder 30 g Brot (**1 BE**) oder 20 g Linsen (**1 BE**) oder 18 g Vollkornnudeln (**1 BE**)
Diabetikermarmelade	20 g (**1 BE**)	
Gemüse (ungeputzt)	300 g	außer Kartoffeln und Zuckermais
Obst (ungeputzt)	50 g Banane (**1 BE**) 110 g Apfel (**1 BE**)	oder 1 Banane (**2 BE**) oder 1 Apfelsine, 1 Apfel (**2 BE**) oder 1 Kiwi, 3 Aprikosen (**2 BE**) oder 1 Pfirsich, 10 Erdbeeren (**2 BE**)

Kostplan bei Verstopfung

Generell gelten keine Beschränkungen, allerdings sollten Lebensmittel bevorzugt werden, die viele Ballaststoffe enthalten. So ist z. B. Vollkornbrot immer Weißbrot vorzuziehen, Naturreis poliertem Reis und Vollkornnudeln Eiernudeln.

Wichtig ist eine ausreichende Flüssigkeitszufuhr, mindestens 2 Liter pro Tag, besser 2,5 Liter.

Energiezufuhr 7100–7500 kJ entspricht 1700–1800 kcal		
Lebensmittel	Menge	Austauschmöglichkeit
Milch, 1,5 %	250 ml	oder gleiche Menge fettarmer Joghurt, Kefir, Buttermilch, Dickmilch
Buttermilch	200 ml	oder 3 Eßlöffel Magerquark
Fleisch, mager	100 g	oder 150 g Fischfilet und 5 g Butter
Aufschnitt	50 g Käse oder Wurst	oder 2 Scheiben Käse oder 1 Ei u. 30 g Camembert (45 % Fett i. Tr.) oder 100 g Heringsfilet in Soße
Butter/Margarine	25 g	
Öl	5 g	vorzugsweise kaltgepreßtes Olivenöl
Vollkornbrot	300 g	
Kartoffeln	200 g	oder 50 g ungekochte Vollkornnudeln oder 50 g ungekochter Vollkornreis
Vollkornhaferflocken	20 g	oder 3 Eßlöffel Grieß, Suppeneinlage, oder 20 g Weizenkleie
Honig/Marmelade	30 g	oder 30 g Fruchtmus
Gemüse (ungeputzt)	300 g	vorzugsweise Bohnen, Erbsen, Möhren, Spinat, Brokkoli, Kraut
Obst (ungeputzt)	300 g	vorzugsweise Brombeeren, Bananen, Himbeeren, Stachelbeeren
Trockenobst	20 g	Feigen oder Pflaumen oder Aprikosen

5 Essen auf Rädern und andere Formen der Verpflegung

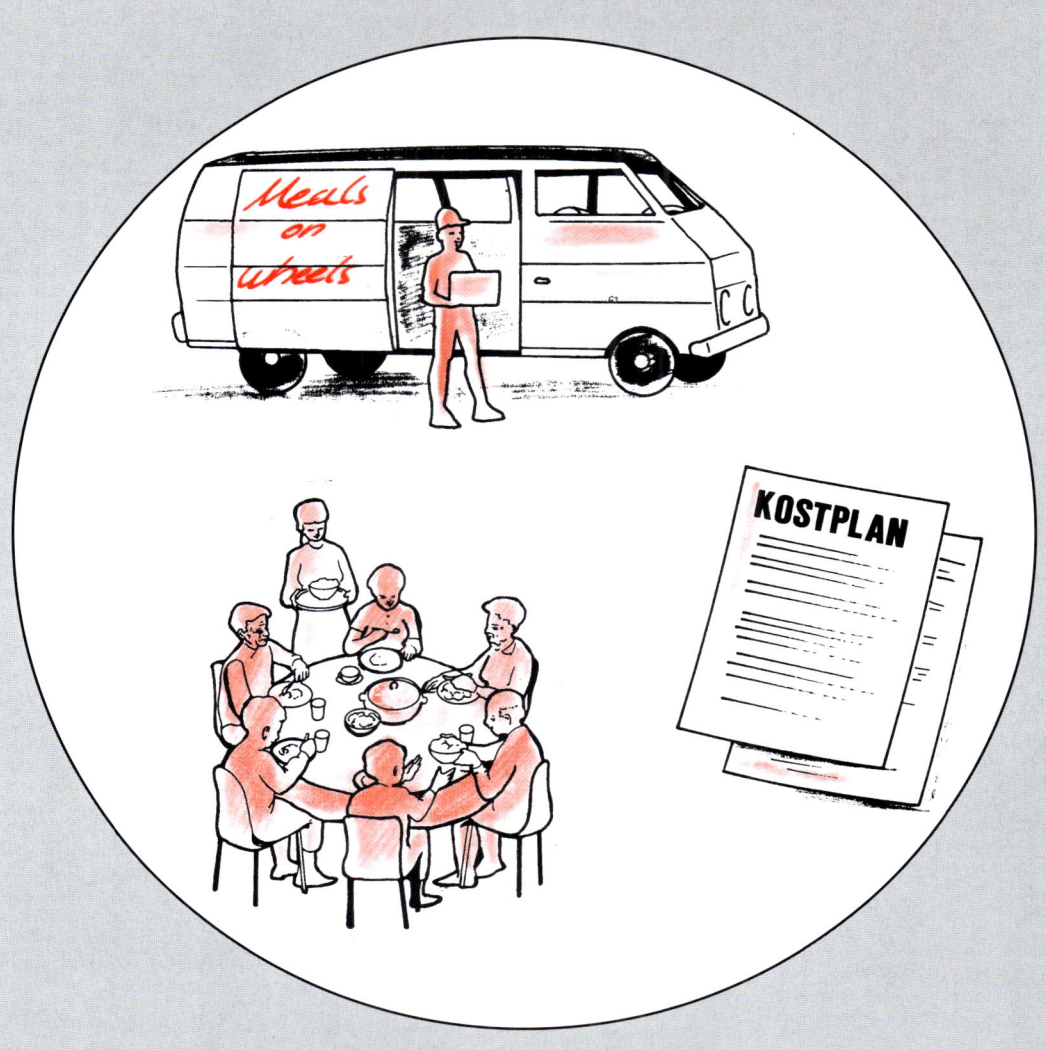

Voraussetzung für die Inanspruchnahme des mobilen Mahlzeitendienstes:
- relative Selbständigkeit bei der Haushaltsführung
- bei tiefgefrorenen Menüs entsprechende Küchenausstattung

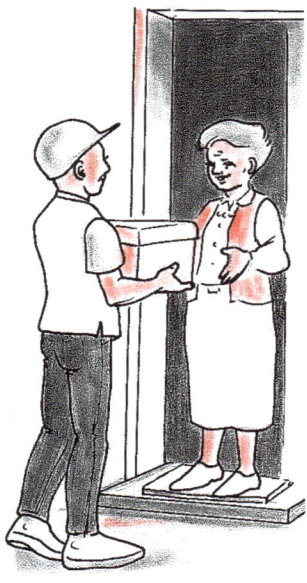

Die Selbstverpflegung zu Hause kann oft durch eine Hilfe von außen weitgehend erhalten oder unterstützt werden. Bevor Hilfsdienste von außen (Haushaltshilfe oder mobile Mahlzeitendienste) in Anspruch genommen werden (müssen), sollten folgende Aspekte geklärt werden:
- Welche Art der Hilfe wird benötigt?
- finanzielle Situation
- Küchenausstattung (welche Herdart: Gas, Elektro, Kohle, Mikrowelle?)
- Sind Kühlschrank oder kühler Raum für Lagerung von Lebensmitteln vorhanden?
- Einkaufsmöglichkeiten (vor Ort, gut erreichbar)
- Welche Aufgaben können Familienangehörige, Freunde, Bekannte übernehmen?

Nicht jeder ältere Mensch kann sich selbst oder seine Angehörigen noch vollständig verpflegen. Folge davon kann es sein, daß der ältere Mensch ungenügend mit Nährstoffen versorgt ist. Daraus ergibt sich unter Umständen, daß sich der Allgemeinzustand verschlechtert oder ein lebensbedrohlicher Zustand ausgelöst wird. Häufig ist die mangelhafte Versorgung mit Nahrungsmitteln ein Grund, in ein Altenheim überzuwechseln, weil die tägliche ausreichende Versorgung mit Nahrung nicht mehr selbständig möglich ist und niemand diese Aufgabe übernehmen kann.

Unzureichende Nahrungsversorgung kann dabei unterschiedliche Gründe haben:
- finanzielle Beschränkung (gespart wird am Essen)
- mangelnde Fertigkeit, Essen zuzubereiten (z. B. verwitwete Männer, die geringe Kochkenntnisse haben)
- mangelnde Fähigkeit durch Krankheit, Körperbehinderung, Bettlägerigkeit, Schwäche
- schlechte Einkaufsbedingungen, weite Wege zum nächsten Laden, geringes oder teures Angebot
- psychische Situation (Depression, Verwirrtheit, Verweigerung)

Frau W. war frühzeitig verwitwet, nach dem Tode ihres Mannes heiratete sie nicht mehr und arbeitete bis zu ihrer Rente als Sekretärin. Bis vor kurzem war sie noch ganz gesund, nahm regelmäßig an Veranstaltungen der Kirchengemeinde teil und verpflegte sich selbständig. Bei ihren Besuchen stellte eine Nichte fest, daß Frau W. zunehmend einen verwirrten und etwas ungepflegten Eindruck machte. Die Wohnung und vor allem die Küche wirkte vernachlässigt, und im Kühlschrank standen verdorbene Essensreste. Nach einem Gespräch mit ihrer Tante bestätigte sich der Eindruck der Nichte, daß Frau W. unregelmäßig und wenig aß und selbst diese Situation auch als unbefriedigend erlebte. Nach Rücksprache mit Frau W. und einem mobilen Mahlzeitendienst wurde für eine Woche ein Probeessen vereinbart. Heute nimmt Frau W. regelmäßig an „Essen auf Rädern" teil.

Frau W.:

„Das Essen wird mir fertig und täglich warm gebracht. Ich freue mich schon immer darauf. Es schmeckt sehr gut, und ich habe keine Arbeit mit Kochen und Einkaufen."

Grundsätzlich können Mahlzeiten eingenommen werden:
- zu Hause (selbst zubereitete Mahlzeiten)
- zu Hause (Versorgung durch mobile Mahlzeitendienste)
- in Seniorenwohnheimanlagen (selbst zubereitete Mahlzeiten)
- in Alten- und Pflegeheimen (Vollverpflegung)
- in Tagesstätten mit Teilverpflegungsangeboten (z. B. von Kirchenverbänden und Wohlfahrtsvereinen)

Formen der Verpflegung zu Hause durch mobile Mahlzeitendienste

Mobile Mahlzeitendienste schaffen die Möglichkeit, ältere oder behinderte Menschen regelmäßig mit (mindestens) einer Mahlzeit zu versorgen. Verschiedene Anbieter (kommerzielle Anbieter, Wohlfahrtsverbände, kirchliche Organisationen) bieten „Essen auf Rädern" an. Sie liefern täglich oder wöchentlich das Essen in die Wohnung der Kunden. Die Angebote reichen von vorportionierten, warmen Mahlzeiten, die täglich gebracht werden, bis zu tiefgefrorenen, teilweise vorportionierten Menüs, die wöchentlich geliefert werden und selbst aufgewärmt werden müssen. Die tiefgefrorenen Menüs müssen in Kühltruhen oder Gefrierfächern (mindestens *** 3 Sterne) aufbewahrt werden.

Wichtig ist bei mobilen Mahlzeitendiensten die Ergänzung der Mahlzeiten mit frischem Obst, Gemüse, Säften, Vollkornprodukten.

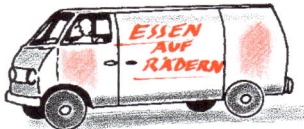

Vorteile von „Essen auf Rädern"

- Regelmäßige Versorgung mit lebenswichtigen Nährstoffen
- Selbständigkeit in gewohnter Umgebung bleibt erhalten
- Regelmäßige Lieferung der Mahlzeiten ermöglicht es, (durch den Kontakt der Boten mit den Essensteilnehmern) daß andere Hilfsdienste frühzeitig benachrichtigt werden können, falls sich der Gesundheitszustand verschlechtert

Vielfach kann ein Mensch in seiner gewohnten Umgebung bleiben, wenn die Versorgung mit Nahrung sichergestellt ist.

Folgende Aspekte sollten bei der Entscheidung für „Essen auf Rädern" bedacht werden:

- Welche mobilen Essensdienste stehen vor Ort zur Verfügung (siehe Gelbe Seiten, Telefonbuch, Wohlfahrtsverbände, kirchliche Organisationen)?
- Wer bezahlt das Essen (Selbstfinanzierung, Sozialamt etc.)?
- Küchenausstattung – besteht die Möglichkeit zur Lagerung, ist eine Tiefkühltruhe vorhanden, Mikrowelle etc.?
- Bietet der mobile Mahlzeitendienst besondere Kostformen an (z. B. Diabetiker-, vollwertige Kost)?
- Auswahlmöglichkeiten?
- Preis/Leistungsverhältnis?
- Zu welchen Bedingungen kann eine Teilnahme erfolgen (wöchentliche Planung, Berücksichtigung täglicher Wünsche)?

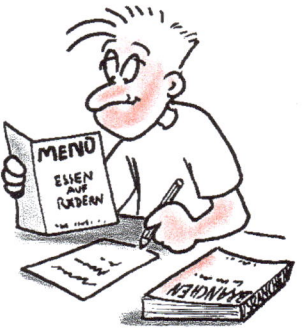

Ein Nachteil von „Essen auf Rädern" kann die lange Warmhaltezeit sein. Dadurch sind der Vitamingehalt und der Geschmack der Mahlzeiten beeinträchtigt. Häufig weisen die Menüs einen hohen Fettanteil auf und enthalten wenig Ballaststoffe. Die Mahlzeiten sollten deshalb täglich mit frischem Obst und Gemüse ergänzt werden.

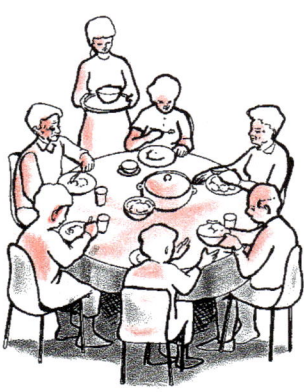

Formen der Gemeinschaftsverpflegung

Altenwohnheime und Altenpflegeheime bieten ihren Bewohnern Vollverpflegung an. Die Mahlzeiten werden dabei je nach Einrichtung alleine (in der Wohneinheit) oder in Speiseräumen eingenommen. Die Gemeinschaftsverpflegung, ob in Form einer Vollverpflegung in Heimen oder als Teilverpflegung in einer Tagesstätte, bringt eine ganze Reihe von Vorteilen, allerdings müssen auch hier verschiedene Aspekte bedacht werden.

Vorteile der Gemeinschaftsverpflegung:

- Vollverpflegung (aber auch Teilverpflegung) entlastet die Essensteilnehmer von der täglichen Arbeit der Nahrungszubereitung und dem Tragen der schweren Einkaufstaschen.
- Die Mahlzeiten decken in der Regel den Bedarf an lebenswichtigen Nährstoffen (bei warmen Mittagsmahlzeiten etwa 1/3 des täglichen Bedarfes).
- Gemeinsam eingenommene Mahlzeiten bieten soziale Kontakte und Unterhaltung.

Folgende Aspekte sollten bei der Entscheidung für eine Form der Gemeinschaftsverpflegung (hier: Teilverpflegung) bedacht werden:

- räumliche Nähe zu einer Tagesstätte (gut erreichbar, sicheres Wohnumfeld)
- Essenszeiten (flexibel oder fest)
- Auswahlmöglichkeit der Menüs
- Berücksichtigung geschmacklicher Vorlieben
- Anbieten von besonderen Kostformen
- Verpflichtung zur Teilnahme (kurzfristig oder langfristig festgelegt)
- altengerechte und behindertengerechte Zugänge
- freundlich gestaltete Räume (z. B. gute Lichtverhältnisse)
- Freundlichkeit und Hilfsbereitschaft des Personals
- ist das Preis/Leistungsverhältnis akzeptabel?

5.1 Fragebogen zum Ernährungsverhalten

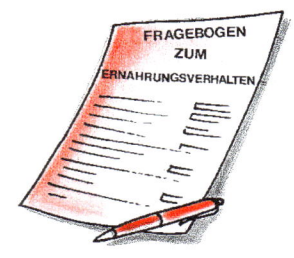

Bei der Einschätzung des Ernährungszustandes oder bei Überlegungen zur Essensplanung kann ein Fragebogen eine Hilfestellung sein. Er eignet sich dazu, mögliche Problembereiche aufzudecken, die dann an die entsprechenden Stellen weitergeleitet werden können. Dieser Fragebogen ersetzt keine Untersuchung durch einen Arzt, kann aber als Entscheidungshilfe für die tägliche Essensplanung, Ernährungsberatung, für mobile Mahlzeitendienste oder Teilverpflegung in Tagesstätten genutzt werden.

Der Fragebogen wird gemeinsam mit der älteren Person ausgefüllt und anschließend ausgewertet. Da persönliche Daten erhoben werden, muß grundsätzlich das Einverständnis der zu befragenden Person eingeholt werden. Dabei ist der Sinn und Zweck der Befragung zu verdeutlichen. Die Befragung sollte in einer vertrauten Umgebung ohne störende Unterbrechungen und ohne weitere Personen im Raum durchgeführt werden. Die Fragen sollten freundlich, deutlich, ohne Zwang und auch ohne das „Führen" in eine gewünschte Richtung gestellt werden.

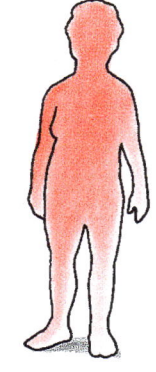

Der Fragebogen gliedert sich in vier Bereiche:
1. allgemeine Daten zur Person
2. gesundheitsbezogene Daten
3. psycho-soziale Daten
4. Daten zum Ernährungsverhalten

Zur Auswertung:

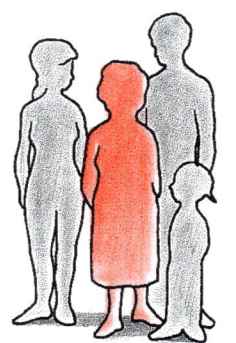

Gesundheitsbezogene Daten:
Überwiegen die Beschwerden (mehr „Ja"-Antworten als „Nein"-Angaben), wird der allgemeine Gesundheitszustand als „schlecht" bezeichnet, sollte Rücksprache mit dem Arzt gehalten werden.

Psycho-soziale Daten:
Bestehen kaum Kontakte zu Familie, Freunden, Bekannten und wird die jeweilige Lebenssituation als „unbefriedigend" oder gar „schlecht" bezeichnet, so sollten die Gründe dafür herausgefunden werden.

Daten zum Ernährungsverhalten:
Aus jeder Lebensmittelgruppe außer der Gruppe 6 (Fleisch, Fisch und Eier) sollten täglich Lebensmittel ausgewählt werden. Werden vor allem Obst, Gemüse, Milch und Milchprodukte nur unregelmäßig verzehrt, kann es auf Dauer zu Unterversorgung mit wichtigen Nährstoffen und ernährungsbedingten Mangelerscheinungen kommen.

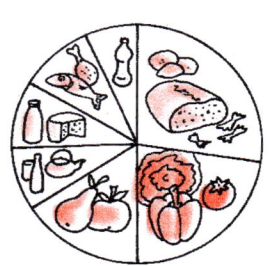

Fragebogen zum Ernährungs- und Gesundheitszustand

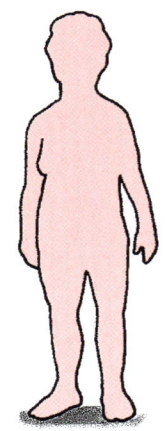

I Personenbezogene Daten

1. Geschlecht
   - ☐ männlich ☐ weiblich
2. Alter _____
3. Familienstand ☐ verheiratet ☐ verwitwet ☐ ledig

II Gesundheitsbezogene Daten

4. Zahnstatus
   - ☐ Eigenzähne ☐ Teilprothese ☐ Vollprothese

5. Kaubeschwerden
   - ☐ ja ☐ nein ☐ manchmal

6. Schluckbeschwerden
   - ☐ ja ☐ nein ☐ manchmal

7. Gewicht
   - ☐ normal ☐ untergewichtig ☐ übergewichtig

8. Gewichtsveränderung über 5 kg in den letzten 2 Monaten
   - ☐ ja ☐ nein

9. Verdauungsbeschwerden
   - ☐ ja ☐ nein ☐ manchmal
   - Folgende Lebensmittel werden nicht vertragen:

   -

10. allgemeiner Gesundheitszustand
    - ☐ sehr gut ☐ gut ☐ befriedigend ☐ schlecht

11. Welche Erkrankungen liegen vor?

    -

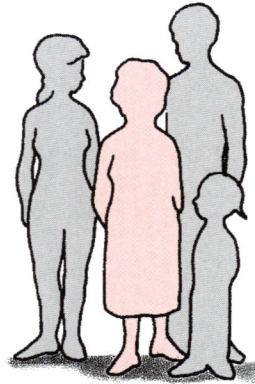

III Psycho-soziale Daten

12. Trauerfall in den letzten 2 Jahren
    - ☐ ja ☐ nein

13. Wohnungswechsel im vergangenen Jahr
    - ☐ ja ☐ nein

14. regelmäßige Kontakte mit Familie, Freunden, Bekannten
    - ☐ täglich ☐ 2–3 x pro Woche ☐ 1 x pro Woche
    - ☐ 2–3 x pro Monat ☐ weniger

15. Einschätzung der eigenen Lebenssituation
    - ☐ sehr gut ☐ gut ☐ befriedigend ☐ unbefriedigend
    - ☐ schlecht

16. Einkommenssituation
   ☐ sehr gut   ☐ gut   ☐ befriedigend   ☐ unbefriedigend
   ☐ schlecht

IV Daten zum Ernährungsverhalten

17. Mahlzeiten werden regelmäßig eingenommen
   ☐ ja   ☐ nein

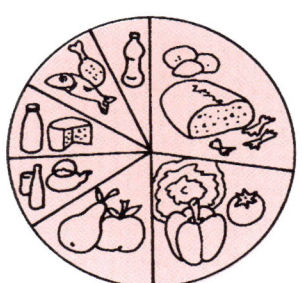

18. ißt regelmäßig
   1. Frühstück   ☐ ja   ☐ nein
   2. Frühstück   ☐ ja   ☐ nein
   Mittagessen   ☐ ja   ☐ nein
   Nachmittagsimbiß   ☐ ja   ☐ nein
   Abendessen   ☐ ja   ☐ nein
   Spätmahlzeit   ☐ ja   ☐ nein

19. Geben Sie bitte an, wie häufig Sie aus den Lebensmittelgruppen Lebensmittel auswählen:
   1 = täglich
   2 = mehrmals pro Woche
   3 = 1 x pro Woche
   4 = 2–3 x pro Monat
   5 = weniger, nie

Lebensmittelgruppe	1	2	3	4	5
Gruppe 1 Brot, Backwaren, Getreide, Kartoffeln					
Gruppe 2 Gemüse, Gemüseprodukte, Hülsenfrüchte					
Gruppe 3 Obst					
Gruppe 4 Getränke, ohne Alkohol					
Gruppe 5 Milch und Milchprodukte					
Gruppe 6 Fleisch, Fisch, Geflügel, Eier					
Gruppe 7 Fette, Öle, Butter					
Alkohol					
Süßigkeiten					

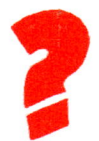

Aufgaben

1 Welche Art der Verpflegung würden Sie in folgender Situation empfehlen? Begründen Sie Ihre Vorschläge.

a) Frau K. lebt alleine, sie ist körperlich gesund. Bis jetzt hat sie sich selbst verpflegt. In letzter Zeit hat Frau K. jedoch häufig vergessen, ihren Gasherd abzustellen, und das Essen verbrannte. Es kam auch vor, daß Frau K. sich gar nichts kochte und sie an mehreren Tagen hintereinander keine warme Mahlzeit zu sich nahm.

b) Herr D. ist seit kurzer Zeit verwitwet. Er kann nicht besonders gut kochen und hat auch kein großes Interesse daran. Seit dem Tod seiner Frau ist Herr D. sehr depressiv. Seine Tocher wohnt 40 km entfernt von ihm. Obwohl sie selbst Familie hat, kommt sie einmal die Woche vorbei, kocht Essen vor und friert es dann ein. Herr D. kann sich das Essen selbst aufwärmen. Allerdings stellte seine Tochter fest, daß Herr D. nur unregelmäßig ißt und sich häufig die Mahlzeiten nicht aufwärmt.

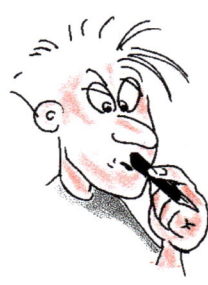

2 Stellen Sie sich vor, Sie müßten für einen Familienangehörigen einen mobilen Mahlzeitendienst in Anspruch nehmen. Worauf würden Sie dabei achten?

3 Beschreiben Sie Vorteile und mögliche Nachteile der Vollverpflegung in Altenheimen.

6 Adressen- und Literaturhinweise

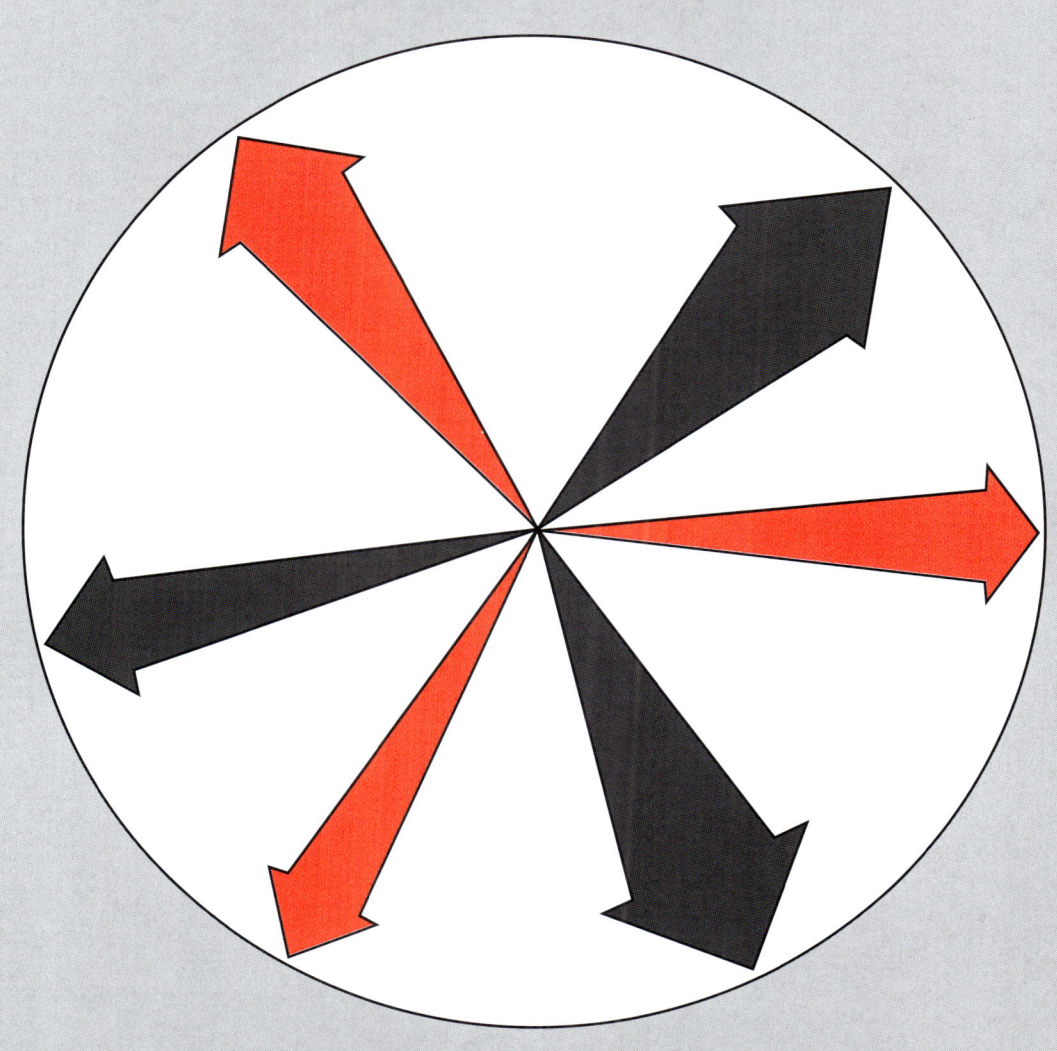

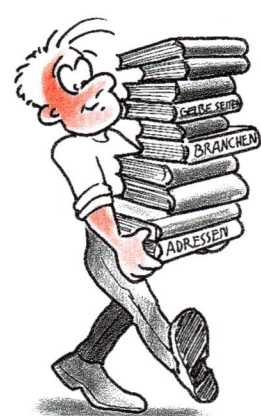

Wichtige Adressen

Behörden, Verbände, Gesellschaften

Bundesministerium für Familie, Senioren, Frauen und Jugend
Taubenstraße 42/43
Glinkastraße 18-24
Jägerstraße 8/9
10117 Berlin
Tel. 030/206 55-0
Fax 030/206 55-11 45
www.bmfsfj.de

Deutscher Evangelischer Verband für Altenarbeit e.V.
Postfach 101142
70184 Stuttgart
Tel. 07 11/215 95 28
      u. 529
Fax 07 11/215 95 50
www.devap.de

Bundesarbeitsgemeinschaft der Seniorenorganisation
Stockenstr. 14
53113 Bonn
Tel. 02 28/63 53 19
Fax 02 28/63 53 10

Katholisches Altenwerk
Bundesarbeitsgemeinschaft
Kaiserstr. 163
53113 Bonn
Tel. 02 28/10 32 27
Fax 02 28/10 33 34

Diakonisches Werk der EKD e.V.
Hauptgeschäftsstelle
Stafflenbergstr. 76
70184 Stuttgart
Tel. 07 11/215 90
Fax 07 11/215 92 88
www.diakonie.de

Deutscher Caritasverband e.V.
Karlstr. 40
79104 Freiburg
Tel. 07 61/20 00
Fax 07 61/20 05 72
www.caritas.de

Deutscher Paritätischer Wohlfahrtsverband
Gesamtverband e.V.
Heinrich-Hoffmannstr. 3
60528 Frankfurt
Tel. 069/670 60
Fax 069/670 62 04

Deutsches Rotes Kreuz
Generalsekretariat
Carstennstr. 58
12205 Berlin
Tel. 030/854 04-0
Fax 030/854 04-450
www.drk.de

Deutsche Gesellschaft für Ernährung e.V.
Godesberger Allee 18
53175 Bonn
Tel. 02 28-377 66 00
www.dge.de

Bundeszentrale für gesundheitliche Aufklärung
Ostmerheimerstr. 220
51109 Köln
Tel. 02 21/899 20
Fax 02 21/899 22 57
www.bzga.de

AID Infodienst
Verbraucherschutz-Ernährung-Landwirtschaft e.V.
Friedrich-Ebert-Str. 3
53177 Bonn
Tel. 02 28/84 99-0
Fax 02 28/84 99-177
www.aid.de

Kuratorium Deutsche Altershilfe e.V.
An der Paulskirche 3
50677 Köln
Tel. 02 21/931 84 70
Fax 02 21/931 84 76
www.kda.de

Deutsches Zentrum für Altersfragen e.V.
Manfred-von-Richthofenstr. 2
12101 Berlin
Tel. 030/78 60 42 60
Fax 030/785 43 50
www.dza.de

Verbraucherzentralen (VZ)

VZ Baden-Württemberg e.V.
Paulinenstr. 47
70178 Stuttgart
Tel. 07 11/66 91-10
Fax 07 11/66 91-50
www.verbraucher-
zentrale-bawue.de

VZ Bayern e.V.
Mozartstr. 9
80336 München
Tel. 089/53 98 70
Fax 089/53 75 53
www.verbraucherzen-
trale-bayern.de

VZ Berlin e.V.
Bayreuther Str. 40
10787 Berlin
Tel. 030/214 85-0
Fax 030/211 72 01
www.verbraucher-
zentrale-berlin.de

VZ Brandenburg e.V.
Templinerstr. 21
14473 Potsdam
Tel. 030/298 71-0
Fax 030/298 71 77
www.vzb.de

VZ Bremen e.V.
Altenweg 4
28195 Bremen
Tel. 0421/160 77-7
Fax 0421/160 77 80
www.verbraucher-
zentrale-bremen.de

VZ Hamburg e.V.
Kirchenallee 22
20099 Hamburg
Tel. 040/24 83 2-0
Fax 040/24 83 22 90
www.vzhh.de

VZ Hessen e.V.
Große-Friedberger Str.
13-17
60313 Frankfurt/Main
Tel. 069/972 01 00
Fax 069/97 20 10 50
www.verbraucher.de

**VZ Mecklenburg-
Vorpommern e.V.**
Strandstr. 98
18002 Rostock
Tel. 03 81/49 39 80
Fax 03 81/493 98 30
www.verbraucher-
zentrale-mv.de

**VZ Niedersachsen
e.V.**
Herrenstr. 14
30159 Hannover
Tel. 05 11/91 19 60
Fax 05 11/911 96 10
www.vznieder-
sachsen.de

VZ NRW e.V.
Mintropstr. 27
40215 Düsseldorf
Tel. 02 11/380 90
Fax 02 11/380 92 48
www.vz-nrw.de

**VZ Rheinland-Pfalz
e.V.**
Ludwigsstr. 6
55116 Mainz
Tel. 061 31/284 80
Fax 061 31/28 48 66
www.verbraucher-
zentrale-rlp.de

VZ Saarland e.V.
Hohenzollernstr. 11
66117 Saarbrücken
Tel. 06 81/50 08 90
Fax 06 81/588 09 22
www.vz-saar.de

VZ Sachsen e.V.
Bernhardstr. 7
04315 Leipzig
Tel. 03 41/688 80 80
Fax 03 41/689 28 26
www.vzs.de

**VZ Sachsen-Anhalt
e.V.**
Steinbockgasse 1
06108 Halle
Tel. 03 45/29 80 30
Fax 03 45/298 03 26
www.vzsa.de

**VZ Schleswig-
Holstein e.V.**
Bergstr. 24
24103 Kiel
Tel. 04 31/59 09 90
Fax 04 31/590 99 77
www.verbraucher-
zentrale-sh.de

VZ Thüringen e.V.
Eugen-Richter-Str. 45
99085 Erfurt
Tel. 03 61/555 14-0
Fax 03 61/555 14 40
www.vzth.de

Allgemeine Adresse der
Verbraucherzentralen
mit Links zu allen ande-
ren VZ; außerdem ist
das gleichzeitig die
Homepage der VZ der
Länder NRW, Baden-
Württemberg und Bran-
denburg.
www.vzb.de

**Europäisches Ver-
braucherzentrum
Kiel (EVZ Kiel)**
Willestr. 4-6
24103 Kiel
Tel. 04 31/971 93 50
Fax 04 31/971 93 60
www.evz.de

**Verbraucherzentrale
Bundesverband e.V.-
(vzbv)**
Dachorganisation
Markgrafenstr. 66
10969 Berlin
Tel. 030/258 00-0
Fax 030/258 00-518
www.vzbv.de

Weiterführende Literatur

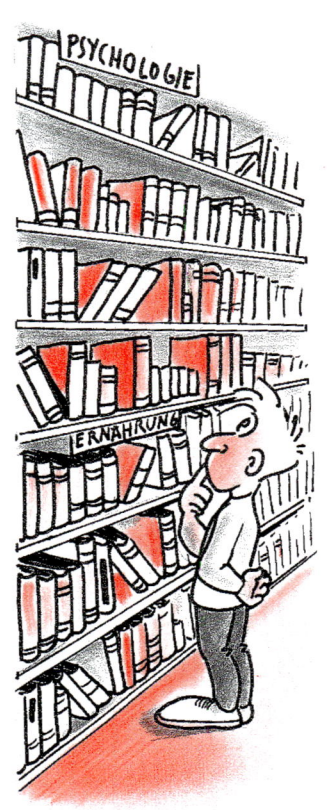

Asanger, Roland (Hrsg.): **Lehrbuch der psychologischen und sozialen Alternswissenschaft**
Band 1, Grundlagen, 1988
Band 2, Psychologische und soziale Probleme älterer Menschen, 1990
Band 3, Hilfe und Unterstützung für ältere Menschen, 1991
Roland Asanger Verlag, Heidelberg

Biesalski, Hans-Konrad, et al.:
Ernährungsmedizin
Forum Ernährungsmedizin
2. überarb. und erweiterte Auflage,
Georg Thieme Verlag, Stuttgart 1999

Deutsche Gesellschaft für Ernährung e.V. (Hrsg.):
Referenzwerte für die Nährstoffzufuhr
1. Auflage, Umschau Braus, Frankfurt 2000

Elmadfa, Ibrahim, et al:
Die große GU-Vitamin- und Mineralstoff-Tabelle
3. Auflage, Gräfe und Unzer, München 2001

Elmadfa, Ibrahim, et al:
Die große GU Nährwert-Kalorien-Tabelle
Gräfe und Unzer, München 2001
(Neuausg. 2002/2003)

Elmadfa, Ibrahim, Leitzmann, Claus: **Ernährung des Menschen**
3. Auflage, UTB, Stuttgart 1999

Kasper, Heinrich: **Ernährungsmedizin und Diätetik**
9. neu bearbeitete Auflage, Urban & Schwarzenberg, 2000

Koerber Karl W., von et al.: **Vollwert-Ernährung**
Konzeption einer zeitgemäßen Ernährungsweise
9. überarbeitete Auflage, Haug-Verlag, Heidelberg 1999

Zenneck, Hans-Udo; Ungerer, Otto; Liedtke, Christel:
Altenpflege – Geriatrie
4. neu bearbeitete Auflage, Verlag Handwerk und Technik, Hamburg 2002

Roth, Elvira: **Blickpunkt Vollwerternährung, Theorie und Praxis für Schule und Beruf**
4. Auflage
Verlag Handwerk und Technik, Hamburg 1998

Schlieper, Cornelia A.: **Ernährung heute**
9. überarbeitete Auflage
Verlag Handwerk und Technik, Hamburg 2001

Sachwortverzeichnis